Die willkürlich bewegbare künstliche Hand

Eine Anleitung für Chirurgen und Techniker

von

F. Sauerbruch
ord. Professor der Chirurgie
Direktor der chirurgischen Universitäts-Klinik Zürich
s. Zt. beratender Chirurg des XV. Armeekorps

Mit anatomischen Beiträgen von

G. Ruge und W. Felix
Professoren
am anatomischen Universitäts-Institut Zürich

und unter Mitwirkung von

A. Stadler
Oberarzt d. L., Chefarzt des Vereinslazaretts Singen

Mit 104 Textfiguren

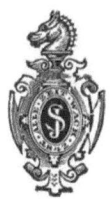

Berlin
Verlag von Julius Springer
1916

Alle Rechte, insbesondere das der Übersetzung in fremde Sprachen, vorbehalten.

ISBN-13: 978-3-642-64919-6   e-ISBN-13: 978-3-642-64935-6
DOI: 10.1007/978-3-642-64935-6
Copyright 1916 by Julius Springer in Berlin.
Reprint of the original edition 1916

Vorwort.

Die Arbeit, die wir Ärzten und Technikern übergeben, ist nur ein Entwurf und darum nicht abgeschlossen. Die Herstellung einer willkürlich bewegbaren, künstlichen Hand ist bisher an einer Reihe technischer Schwierigkeiten gescheitert.

Nur der chirurgische Teil der Aufgabe hat einen gewissen Abschluß erreicht. Die anatomisch-physiologischen und klinischen Grundlagen, auf denen die Arbeit des Chirurgen beruht, sind in den Hauptzügen sichergestellt. Trotzdem darf man Ergänzungen erwarten. Dasselbe gilt für die chirurgische Methodik. Jedenfalls ist aber der Beweis erbracht, daß die Muskelkraft eines Amputationsstumpfes erfolgreich für nahezu gleichwertige Leistung der physiologischen Arbeit herangezogen werden kann.

Die Herausgabe des Buches vor Erreichung des gesteckten Zieles war notwendig. Viele Anfragen und zahlreiche Besuche von Chirurgen im Vereinslazarett zu Singen drängten dazu.

Auch der Techniker bedarf für seine konstruktiven Aufgaben einer genauen Kenntnis der chirurgischen Vorarbeit. Noch wichtiger ist für ihn der Inhalt des anatomischen Teiles; er ist darum umfangreicher geworden.

Die allgemein-chirurgischen technischen Ausführungen beschränken sich auf Angaben der wichtigsten Richtlinien für die Arbeit des Technikers vom Standpunkt des Arztes. Eine ausführliche Behandlung der technischen Aufgabe durch einen geeigneten Fachmann ist für die nächste Zukunft in Aussicht genommen.

Die Anregung zu der neuen Aufgabe verdanke ich Herrn Professor Stodola. Der Ausbau der chirurgischen Methodik wurde durch vielfache Besprechungen mit Fachkollegen, namentlich Enderlen, M. Borchardt und v. Eiselsberg gefördert. Die Durchführung der chirurgischen Arbeit wurde durch die treue Hilfe des Chefarztes des Vereinslazarettes in Singen, Dr. Stadler, erheblich unterstützt. Vor allen Dingen erfuhr aber die Arbeit grundlegende Vorschläge nach der physiologischen und technischen Seite durch sehr eingehende Besprechungen mit den Anatomen G. Ruge und W. Felix.

Anregend und fördernd waren weiter Vorträge und Besprechungen im Kreise der Ingenieure. Unter ihnen traten für die Durchführung unserer Aufgabe die Herren Direktor Probst, Prof. Reichel und Prof. Schlesinger besonders wirkungsvoll ein.

Die Siemens-Schuckert-Werke übernahmen die Herstellung einiger Modelle künstlicher Hände. Die Firma Windler lieferte die erste Prothese. Andere Bandagisten und Techniker sind mit ähnlichen Arbeiten beschäftigt. Die Bilder des chirurgischen Abschnittes sind größtenteils von dem Herrn Universitätszeichner Hägler in Greifswald hergestellt.

Das Entgegenkommen des Chefs des Feldsanitätswesens, Exzellenz von Schjerning, des Kriegsministeriums, Herrn Generalarzt Schultzen, des Sanitätsamtes des 14. Korps, Herrn Generalarzt Statz, ermöglichte die systematische Arbeit im Vereinslazarett zu Singen. Der Züricher Regierung muß ich sehr dankbar sein, daß sie regelmäßige Besuche in Singen neben meiner Tätigkeit an der hiesigen chirurgischen Klinik gestattet hat.

In den letzten Tagen erfuhr unsere Arbeit eine erfreuliche Förderung durch die Hilfe des Landesausschusses des Roten Kreuzes für Baden, an dessen Spitze Herr General Limberger steht. Ihm, sowie allen anderen, die durch ihr Interesse und Hilfe die Sache förderten, insbesondere den Herren Ministerialrat Ritter, Bürgermeister Thorbecke-Singen, Direktor Homberger-Schaffhausen sei an dieser Stelle gedankt.

Zürich-Singen, April 1916.

F. Sauerbruch.

Inhaltsverzeichnis.

	Seite
I. Die Geschichte der künstlichen Hand	1
II. Die willkürlich bewegbare Hand	7
III. Anatomische Darstellung der chirurgischen Aufgabe	11
1. Allgemeiner Teil	11
2. Oberarmbein, Ellenbogengelenk und Oberarmmuskeln	14
a) Das Oberarm-Ellengelenk	14
b) Die Ellen-Speichengelenke	16
c) Oberarm-Speichengelenk	18
d) Oberarmmuskeln	18
e) Muskeln des Ellenbogengelenkes	20
f) Vergleich zwischen Beugern und Streckern des Ellenbogengelenkes	21
g) Kraftquellen am Oberarm	22
h) Wertzonen am Oberarme	23
i) Messungen	35
3. Die Vorderarmknochen, Empfangs- und Greifbewegung, die zwei Handgelenke und die zugehörigen Muskeln	37
A. Die Gruppe der Handwender	40
B. Gruppe der Handgelenk-Beuger und -Strecker	41
C. Gruppe der Finger-Beuger und -Strecker	43
D. Die Herstellung der Kraftquellen am Vorderarm	44
4. Mittelhandknochen, Fingerknochen, Fingergelenke und die zugehörigen Muskeln des 2. bis 5. Fingers	55
5. Mittelhandknochen, Fingerknochen, Gelenke und Muskeln des Daumens	63
6. Berücksichtigung der anatomischen Verhältnisse bei operativen Eingriffen	65
IV. Chirurgischer Teil	68
1. Allgemeines	68
2. Die chirurgische Umgestaltung der Operationsstümpfe	71
a) Die Bildung der Kraftwülste	71

	Seite
b) Die Bildung der Kraftwülste bei Oberarmstümpfen	77
c) Bildung zweier Kraftwülste bei langen und mittleren Oberarmstümpfen	80
d) Die Bildung der Kraftwülste bei Unterarmstümpfen	86
e) Die Bildung zweier Kraftwülste bei mittlerem Unterarmstumpf	87
f) Bildung eines Kraftwulstes bei mittlerem Unterarmstumpf .	91
g) Bildung einer oder einer doppelten Kraftquelle bei sehr langem Unterarmstumpf	93
h) Bildung einer Kraftquelle bei erhaltenem Handstumpf . . .	95
i) Bildung einer Kraftquelle bei sehr kurzem Unterstumpf. . .	99
3. Die Verwendung der gebildeten Muskel- und Sehnenwülste zur Kraftquelle für die künstliche Hand	105
4. Das Verhalten des Kraftwulstes nach der Bildung des Kanals .	121
V. Allgemeine anatomisch-chirurgische Forderungen für die technische Herstellung der künstlichen Hand	127

I. Die Geschichte der künstlichen Hand.

Die Geschichte der künstlichen Hände ist kurz und einfach. Keiner der Chirurgen des Altertums, weder Hippokrates, Galen noch Celsus, erwähnen Ersatzglieder für Amputierte. Es ist aber anzunehmen, daß fehlende Gliedmaßen auch damals schon durch künstliche ersetzt worden sind. Nur standen die Ärzte der damaligen Zeit, wie allen technischen Aufgaben, auch der Herstellung künstlicher Glieder fern. Nach Schede[1]) wird im Altertum nur ein einziges Mal über eine künstliche Hand berichtet. Der jüngere Plinius erzählt von einem Römer Markus Sergius, der im zweiten Punischen Kriege die rechte Hand verlor. Als Ersatz ließ er sich nach seinen eigenen Angaben eine eiserne Hand herstellen. Die Geschichte der Medizin der folgenden Jahrhunderte weiß über ähnliche Bestrebungen nichts mehr zu berichten. Erst im Anfang des 16. Jahrhunderts wird die künstliche Hand eines Seeräubers Barbarossa Horuk erwähnt.

Genauer bekannt ist die Hand Goetz von Berlichingens. Den Entwurf zu seiner berühmt gewordenen, eisernen Hand hat der Ritter selbst ausgedacht. Nach ihm wurde die Hand von einem Waffenschmied in Olnhausen im Jahre 1504 ausgeführt. Die Figuren 1a und b zeigen den Bau und die Funktion der Hand. An der Armschiene B befindet sich eine mit Scharnieren versehene Klappe C, welche geöffnet wird, um den Armstumpf bequem hineinzulegen. Der Mechanismus selbst ist in dem Handteller A verborgen; die Beugung der gestreckten Finger geschieht durch Aufstützen derselben oder mit Hilfe der anderen Hand. Jeder einzelne Finger kann in jedem seiner Gelenke in einem beliebigen Grade gebeugt werden und bleibt dann in dieser Stellung feststehen. Wird aber ein an der Ulnarseite hervorstehender Knopf D angedrückt, so springen der zweite bis fünfte Finger gleichzeitig in die gestreckte Lage zurück. Die Streckung des Daumens vermittelt ein besonderer Knopf (E) an der Radialseite. Endlich kann auch die Stellung der Hand im Handgelenk durch Aufstützen oder mit Hilfe der anderen Hand in beliebiger Weise im Sinne der Beugung und Streckung geändert werden, sobald man einen auf der Dorsalseite der Handwurzel befindlichen Knopf F niederdrückt.

---

[1]) Schede, Handbuch der Chirurgie, Litha-v. Billroth.

2 Die Geschichte der künstlichen Hand.

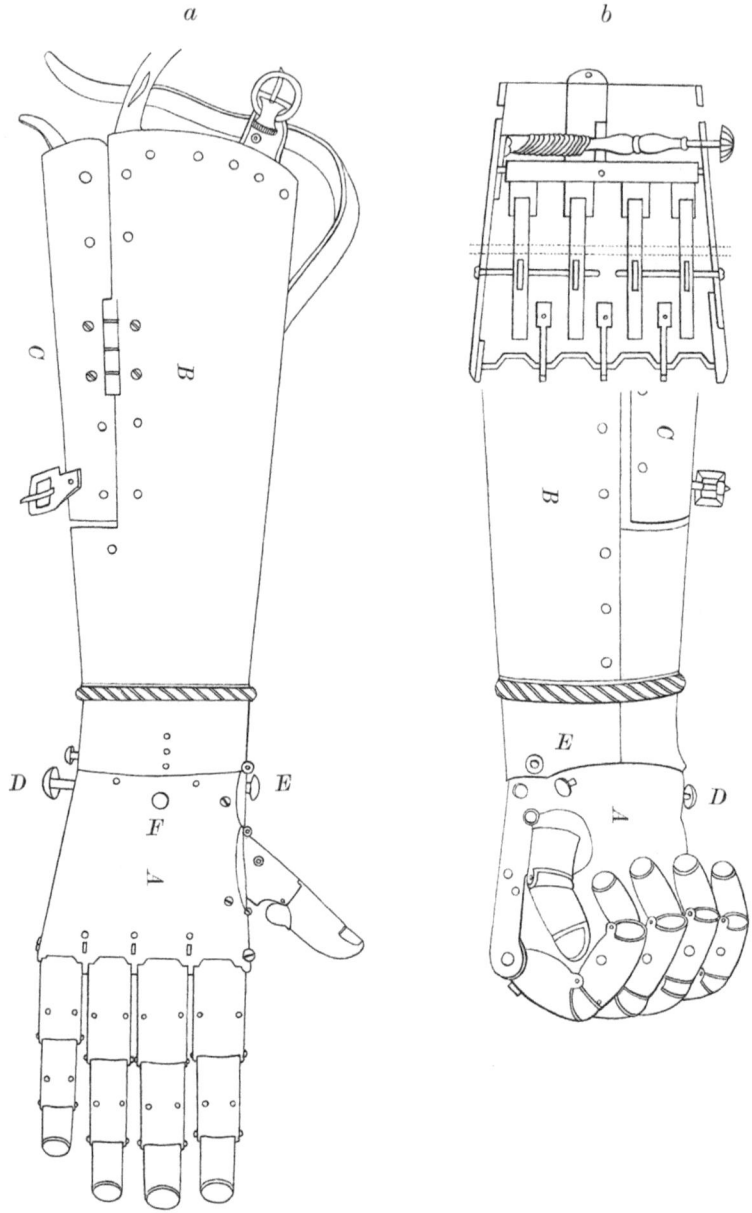

Figur 1.
Eiserne Hand des Goetz von Berlichingen, XVI. Jahrhundert, nach dem Atlas
zu den Studien über künstliche Glieder von O. Karpinski, Berlin 1881.

In der zweiten Hälfte des 16. Jahrhunderts ließ A. Paré durch einen Pariser Schlosser, der unter dem Namen „der kleine Lothringer" bekannt war, eine Hand für einen Amputierten herstellen. Sie wurde nach Art eines Ritterhandschuhs aus starkem Eisenblech gefertigt. Das Handgelenk war unbeweglich. Alle Finger konnten nur gleichzeitig bewegt werden. Eine Druckfeder, welche vom Handteller bis zur Fingerspitze reichte, besorgte die Streckung, eine Zugfeder die Beugung. Der Mechanismus trat in Tätigkeit, sobald durch einen Drücker die Wirkung der Strecker überwunden worden war, und umgekehrt.

In späterer Zeit werden mehrfach künstliche Hände beschrieben. So soll der Mechaniker Laurent ein brauchbares Ersatzglied hergestellt haben. Erwähnung verdienen auch die künstlichen Arme von Gavin Wilson 1790 in Edinburgh. Sie waren aus gebranntem Leder angefertigt. Die Gelenke der Hand und der Finger waren passiv beweglich und blieben in jeder ihnen mitgeteilten Lage stehen. An der Greiffläche dieser künstlichen Hände konnten durch

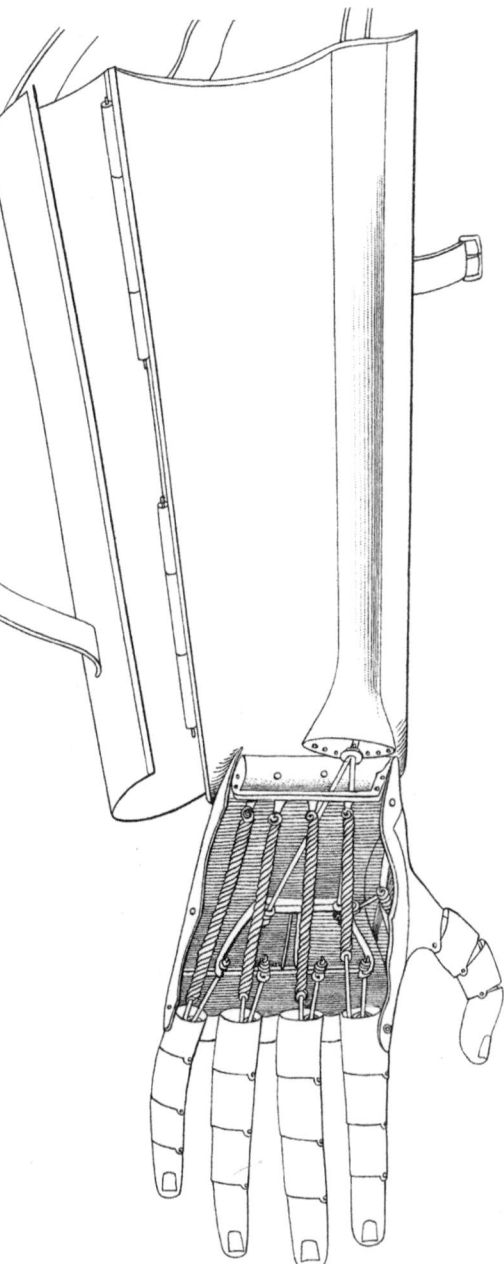

Figur 2. P. Ballifs künstliche Hand, nach dem Atlas von O. Karpinski (1881).

Schrauben oder Federn Gebrauchsgegenstände, wie Messer, Gabel, angebracht werden. Der Versuch, der künstlichen Hand eine der normalen ähnliche Bewegung zu verschaffen, wurde zum ersten Male von dem Mechaniker Heinrich Klingert in Breslau 1796 ausgeführt. Die Finger waren in allen Gelenken beweglich und mit Darmsaiten verbunden. Durch Zug an ihnen mit der anderen Hand konnte ein Faustschluß erreicht werden. Praktische Bedeutung hat dieses Modell nicht erreicht.

Alle bisher erwähnten künstlichen Glieder sind einfach und primitiv. Sie ersetzen die Form und Gestalt des fehlenden Armes und sind höchstens zu passivem Halten und Tragen fähig. Die hauptsächliche Leistung der lebenden Hand, das aktive Greifen und Fassen, die Bewegung, wird nicht einmal im bescheidensten Maße nachgeahmt. Darum bedeutet die Herstellung der **ersten willkürlich bewegbaren** Hand einen großen Fortschritt. Wir verdanken sie dem chirurgischen Techniker und Zahnarzt Hofrat Ballif (1835) in Berlin (Fig. 2, 3). Der Grundgedanke zu seiner neuen Konstruktion beruht auf der mechanischen Ausnutzung von Schulter- und Rumpfbewegungen für die Beugung des Ellenbogens und die Streckung der Finger. Riemen und Saiten, die von den beweglichen Fingern und dem Unterarm über die Schulter zu einem Brustgurt liefen, waren die Kraftübertrager. So konnte durch Vor- und Rückwärtsbewegung der Schulter oder durch Rumpfneigung der Ellenbogen gebeugt werden. Die Finger der Hände wurden dabei durch eine starke Feder in Beugestellung gehalten. Vorwärts- und Seitwärtsheben des Rumpfes streckte die Finger, die nachher von selbst in die alte Stellung zurückfederten.

Diese grundlegende Idee Ballifs, die Bewegung der Schulter und des Rumpfes für den Betrieb einer künstlichen Hand auszunutzen, wurde in der Folge auf verschiedenartigste Weise praktisch verwandt. So entstanden die künstlichen Arme von Eichler, Petersen, Collin und anderen. Bei ihnen wurde unter Beibehaltung des ursprünglichen Prinzips auf verschiedene Weise die Bewegung der künstlichen Hand und Finger erreicht. Auch die Hand des Amerikaners Carnes arbeitet nach dem Prinzipe Ballifs.

Ein von dem Grafen Beaufort (1867) konstruiertes Modell, die sogenannte „Prothèse du pauvre" erwarb durch den niedrigen Preis (25 Fr.) allgemeinere Verbreitung. Mit sehr einfachen und zweckmäßigen Mitteln wird bei ihr das Ballifsche Prinzip durchgeführt. Die Invaliden waren in der Lage, mit dieser künstlichen Hand leichtere Gegenstände zu fassen und zu halten; für längere und schwerere Arbeit war sie dagegen nicht geeignet.

Einen weiteren, grundlegenden Fortschritt in der Herstellung willkürlich bewegbarer Hände verdanken wir Charrière und Dalisch. Beide Techniker benutzten die Beuge- und Streckbewegung eines Unterarmstumpfes für die Beugung und Streckung der Finger. Es folgte daraus, daß die beiden Bewegungen immer gleichzeitig und abhängig voneinander erfolgen mußten. Noch zweckmäßiger war eine ebenfalls von den genannten Technikern angegebene Konstruktion. Nicht mehr die Beugung und Streckung im Ellenbogengelenk, sondern die Pro- und Supinationsbewegung eines Unterarmstumpfes dienten als Kraftantrieb für die Beugung und Streckung der Finger. Der Apparat besteht aus einer Oberarmhülse und einem Unterarmteil, die durch seitliche Scharniere miteinander verbunden sind. Die Oberarmhülse ist genau dem Oberarm angepaßt, während der Vorderarm nur locker von der Hülse umschlossen wird

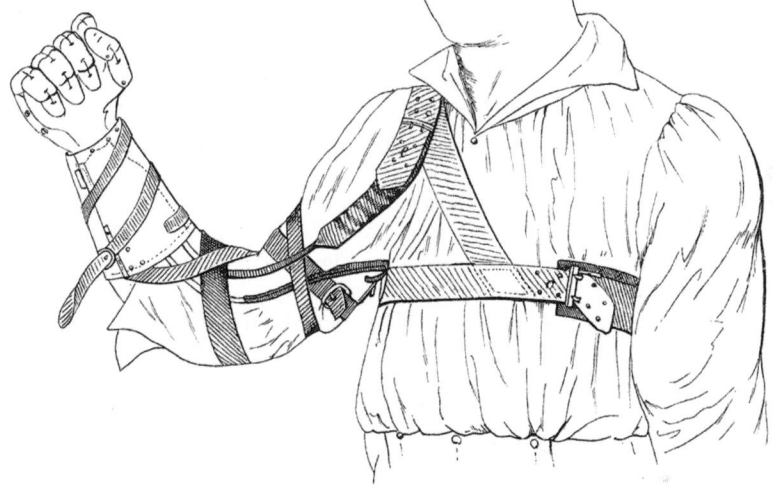

Figur 3.
P. Ballifs künstliche Hand, nach dem Atlas von O. Karpinski (1881).

So können Drehbewegungen des Unterarmstumpfes in der Hülse unbehindert ausgeführt werden. Die Unterarmhülse trägt in einem Metallring drehbar die künstliche Hand. Das Ende des Unterarmstumpfes wird mit einer eng anliegenden Lederkappe versehen, die alle Drehbewegungen des Stumpfes ohne weiteres mitmachen kann. Von der Kuppe dieser Lederkappe geht eine Schraube oder ein Hebel auf fünf mit Gelenken versehene Stäbe, die zu den einzelnen Fingern laufen. Mit Hilfe dieser Hebelübertragung gelingt es, die Drehbewegung des Stumpfes bei der Pro- und Supination in eine Zug- bzw. Stoßbewegung der Hebel, die zu den Fingern laufen, umzuwandeln. Die im Sinne der Supination erfolgte Bewegung löst darum eine Beugung, die Pronation dagegen eine Streckung der Finger aus. Schede, der diese Hand bei dem Erfinder selbst in Funktion gesehen hat, schreibt folgendes: „Die

Schnelligkeit, Kraft und Sicherheit, mit welcher die Finger dieser künstlichen Hand sich beugen und strecken und von der ich mich bei dem Apparat, den der Erfinder selbst trägt, wiederholt zu überzeugen Gelegenheit hatte, ist in der Tat in höchstem Grade überraschend und bewundernswert. Herr Dalisch ist durch seine Prothese völlig in den Stand gesetzt, als Mechaniker weiterzuarbeiten."

Der Dalischsche Vorschlag bedeutet ganz allgemein gegenüber den früheren Methoden einen Fortschritt. Zum ersten Male wird hier die noch **vorhandene Kraft des Stumpfes** selbst zur Arbeit herangezogen. Die Funktion der Hand wird dadurch unabhängig von den Schulterbewegungen, und eine freiere Betätigung ist möglich. Freilich werden nicht alle Kräfte des Stumpfes ausgenützt. Die Beuge- und Streckmuskulatur der Finger bleiben nach wie vor außer Tätigkeit und verfallen der Atrophie. Eine wichtige Voraussetzung für die praktische Durchführung des Dalischschen Gedankens ist eine gute Beschaffenheit des Stumpfes. Sein Ende muß kolbig, gut gepolstert, unempfindlich und vor allen Dingen drehbar sein.

In letzter Zeit ist dieses Dalischsche Modell noch in anderer Weise von den Mechanikern Rohmann in St. Gallen und Härtel in Berlin nachgeahmt worden, ohne indes eine eigentliche Verbesserung zu bringen. Die naheliegende Idee, auch die anderen dem Stumpf gebliebenen Kräfte vollwertig zur Arbeit heranzuziehen, wurde bisher nicht erwogen. Hingegen entstanden durch die geschickte Verbindung vorhandener und erprobter Methoden eine Reihe von neuen Modellen künstlicher Hände. Ein eigentlicher Fortschritt wurde aber nicht erzielt. Das gilt auch von den in letzter Zeit besonders empfohlenen künstlichen Armen. Bei allen Formen künstlicher Hände, mit Ausnahme der Dalischschen Prothese für den Unterarm, besteht der große Nachteil, daß der Stumpf untätig bleibt und der Atrophie verfällt. Die vielen Beschwerden, die bei den Amputierten in der Folgezeit aufzutreten pflegen: Schmerzhaftigkeit, Empfindlichkeit des Stumpfes, schlechte Zirkulation und Störungen der Ernährung, erschweren dem Invaliden eine vollwertige Ausnutzung seines Ersatzgliedes.

Die Unzulänglichkeit aller dieser beweglichen künstlichen Hände, und die Ablehnung, die sie durch die Invaliden selbst erfuhren, hat zu einer ganz anderen Entwicklung der Ersatzglieder geführt. Man war bestrebt, auf einfache Weise und unter Verzicht auf Form und Funktion der lebenden Hand dem Invaliden die Möglichkeit zu verschaffen, in seinem oder in einem anderen Beruf tätig zu sein. Die Ersatzglieder sollten lediglich dem Zweck dienen, bestimmte Arbeitsbewegungen zu vermitteln. So entstanden die Arbeitshaken, die Arbeitszangen, die ja schon vor dem Kriege mannigfach in einzelnen Betrieben erprobt wurden. Durch die Bemühungen von Technik und Industrie wurden in der letzten

Zeit eine Reihe sehr zweckmäßiger, leistungsfähiger Behelfsglieder eingeführt, die nach unserer Überzeugung auch in der Zukunft für bestimmte Berufe der Schwerindustrie sich halten werden. Zwar führen auch diese Behelfsglieder zu allen den Nachteilen, die mit der Untätigkeit des Stumpfes selbst zusammenhängen: Schmerzhaftigkeit, Zirkulationsstörungen und Atrophie. Andererseits aber gelingt es, bei nötiger Begabung, Geschicklichkeit und gutem Willen mit ihnen beachtenswerte Leistungen zu vollbringen. So haben sich der Arm der Rota-Werke, der Jagenberg- und Siemens-Schuckert-Arm bewährt. Es ist anzunehmen, daß bei weiterer Ausarbeitung dieser Behelfsglieder noch größere Leistungen möglich werden.

Gegenüber diesen neuen Bestrebungen hat die willkürlich bewegbare, künstliche Hand außerordentlich an Bedeutung und Interesse verloren. Ja, es gibt Ärzte, die von vornherein eine bewegliche künstliche Hand ablehnen und immer wieder hervorheben, daß die Arbeitsglieder voll und ganz genügen. Demgegenüber muß darauf hingewiesen werden, daß für viele Berufe die bisher konstruierten Behelfsglieder nicht dienlich sind. Hinzu kommt, daß unsere Soldaten nicht nur ein Arbeits-, sondern auch ein Ersatzglied wünschen und dabei großen Wert auf die äußere Nachahmung der Hand legen. Die große Zahl der Kriegsinvaliden gebildeter Stände empfindet besonders den Mangel einer brauchbaren und wohlgestalteten künstlichen Hand. Es wäre darum unrichtig, von vornherein auf neue Wege zur Erreichung einer willkürlich bewegbaren Hand zu verzichten.

II. Die willkürlich bewegbare Hand.

Der naheliegende Gedanke, die in einem Stumpf zurückgebliebenen Muskelkräfte für die Bewegung einer künstlichen Hand auszunützen, findet sich zum ersten Male angedeutet in der schon oben zitierten Arbeit des Grafen Beaufort, ,,Recherches sur la prothèse des membres, Paris 1867". Danach soll ein Zeitgenosse Larreys erwogen haben, die Sehnen eines Amputationsstumpfes mit den Fingersehnen einer künstlichen Hand in direkte Verbindung zu bringen, um auf diese Weise ihr eine normale Bewegung zu ermöglichen. Ausgeführt ist eine derartige Operation, soviel ich sehe, dagegen nicht. Erst im Jahre 1899 wurde derselbe Vorschlag von dem Italiener Vanghetti auf Grund theoretischer und experimenteller Studien in klarer und eindeutiger Form gemacht. Im Jahre 1906 folgte dann eine Monographie ,,Plastica e prothesi cinematiche", in der verschiedene Methoden der praktischen Ausführung dieser Idee enthalten waren. Auch wurden bereits von Ceci in Pisa drei Operationen nach diesen Angaben mit Erfolg ausgeführt. Aber diese experimentellen und auch die praktischen Versuche haben eine Bedeutung nicht erlangt. Die Methodik war zu schwierig, auch zu umständlich, und die Leistungsfähigkeit der Kraftquelle erschien wohl auch unzureichend. Hinzu kam, daß das Bedürfnis, brauchbarere Methoden für diesen besonderen Zweck auszuarbeiten, sehr gering war. Die Tatsache, daß weder in Italien, wo das Verfahren zuerst versucht wurde, noch in anderen Ländern weitere Berichte dieser neuen Operation veröffentlicht wurden, beweist, daß man ihren praktischen Wert gering einschätzte.

In späterer Zeit ist dann noch zweimal dieselbe Idee aufgetaucht. Elgart veröffentlichte 1909 eine Arbeit: ,,Amputatio humeri osteoplastica et antebrachii tenoplastica". Er machte, offenbar ohne Kenntnis der Vanghettischen Mitteilungen, den Vorschlag, bei langen Vorderarmstümpfen die zurückgebliebenen Sehnen zu Schlingen umzubilden oder zu durchbohren, um sie auf diese Weise für eine mechanische Kraftleistung brauchbar zu machen. Elgart hat sein Verfahren selbst bei einem Invaliden versucht, allerdings ohne Erfolg. Zu erwähnen ist auch eine Arbeit von Nagy, die den Vorschlag enthält, beim Verlust einzelner Finger die entsprechenden Sehnen durch Umhüllung mit Haut zu einer Kraftquelle umzugestalten. Durch W. Körte erfuhr ich brieflich noch über einen russischen Invaliden, bei dem die Sehnen eines Vorderarmstumpfes erfolgreich zu einer Kraftquelle für eine künstliche Hand umgebildet wurden[1]).

Ohne Kenntnis dieser genannten Arbeiten wurde ich durch einen Zufall veranlaßt, mich mit derselben Aufgabe eingehend zu befassen. Als ich im Juni vorigen Jahres aus der Front zurückkehrte, traf ich zufällig Herrn Prof. Stodola, ordentlichen Professor an der technischen Hochschule in Zürich. Wir sprachen über Kriegserfahrungen und Kriegseindrücke und kamen dabei auf die große Zahl der Amputierten zu sprechen. Ich schilderte das wenig befriedigende Gefühl für einen Chirurgen, jungen Leuten Arme und Beine abschneiden zu müssen und sie auf diese Weise zu Krüppeln zu machen. Daraufhin regte Herr Prof. Stodola die Frage an, ob man denn die Muskeln zu einer der physiologischen ähnlichen Arbeit nicht wieder benützen könnte; er würde schon eine Hand konstruieren, die durch die Muskeln betrieben werden könnte. Die Bedeutung dieses Vorschlages leuchtete mir ein, und sofort entschloß ich mich zu einer experimentellen Erprobung der Möglichkeit seiner praktischen Ausführung. Es zeigte sich, daß die vorhandenen Muskeln und Sehnen am Versuchstier nach einer Amputation plastisch zu Kraftquellen umgearbeitet werden konnten, die sich mit

---

[1]) Anmerkung: Während des Druckes dieser Arbeit wurde mir von Payr und Witzel mitgeteilt, daß auch sie bereits eine derartige Operation ausgeführt hätten. Payr's Invalide, den ich sah, hat trotz mehrfacher Eingriffe eine brauchbare Kraftquelle nicht zur Verfügung.

ziemlicher Kraft unter ausreichender Verkürzung betätigten. Kurz darauf übernahm ich die Leitung des Reservelazaretts an der chirurgischen Universitätsklinik in Greifswald. Ich hatte nun im Einverständnis mit dem Kriegsministerium und dem Sanitätsamte des 2. Korps die Möglichkeit, bei amputierten Soldaten die praktische Brauchbarkeit der Anregung zu erproben. Bei einem Oberarmamputierten mit einem chronisch granulierenden Stumpf war eine Reamputation unbedingt nötig. Ich setzte dem Verletzten Sinn und Zweck meines Operationsplanes auseinander und erhielt die Erlaubnis, den Vorschlag zu erproben. Das Resultat dieser ersten Operation war der einwandfreie Nachweis, daß eine aus den vorhandenen Muskeln gebildete Kraftquelle fähig war, wieder eine der normalen ähnliche Arbeit zu leisten. Mit dieser Feststellung war eigentlich das Prinzipielle der Idee als richtig erwiesen. Nur kam es darauf an, durch zuverlässige Methoden chirurgisch den Gedanken so auszugestalten, daß er praktische Brauchbarkeit und Zuverlässigkeit erwarb.

Das Problem der willkürlich bewegbaren Hand setzt sich aus einem chirurgischen und technischen Teil zusammen.

Die chirurgische Aufgabe bezweckt die Herstellung leistungsfähiger lebender Kraftquellen. Weiter ist nötig, diese Kraftquelle so zu gestalten, daß eine leichte Verbindung zwischen ihr und der Maschine der künstlichen Hand möglich ist.

Die technische Forderung erstreckt sich auf eine mechanisch zweckmäßig gebaute Maschine, die durch Verbindung mit den lebenden Kraftquellen die normalen Bewegungen und Leistungen der lebenden Hand möglichst erfolgreich nachahmt. Hierher gehört auch die Beschaffung gutsitzender Prothesen für den Unter- und Oberarm.

Beide Aufgaben können nicht unabhängig voneinander gelöst werden; sie hängen vielmehr eng zusammen. Der Chirurg muß die technischen Einzelheiten kennen, und der Techniker bei der Konstruktion der Maschine die chirurgischen Möglichkeiten berücksichtigen. Gelingen beide Aufgaben, so ist damit auch das Endziel, die **willkürlich bewegbare künstliche Hand**, erreicht.

Von vornherein muß aber betont werden, daß die Leistungen einer künstlichen Hand auch im günstigsten Falle hinter denen der normalen weit zurückbleiben müssen. Alle die feinen Wechselbeziehungen zwischen der lebenden Hand und dem Gesamtorganismus, die das peripherische und das zentrale Nervensystem besorgen, fallen fort. Kein Ersatzglied kann dem Invaliden das Fühlen, Tasten vermitteln. Das für die Bewegungen der Hand so wichtige Lagegefühl, den Muskelsinn und alles das, was wir unter dem Namen der Koordination zusammenfassen, wird dem Invaliden immer fehlen. Ja, selbst die rein mechanischen Leistungen können nur mit Einschränkung nachgeahmt werden. Die lebende Hand hat für das Spiel ihrer Bewegungen eine Unzahl von

Kräften zur Verfügung, die für sich und in geschickter Verbindung wirken und zusammengesetzte Bewegungen hervorrufen können. Der künstlichen Hand stehen nur eine, zwei, höchstens drei Kraftquellen zur Verfügung. Unsere Aufgabe ist es, mit ihrer Hilfe die wichtigsten und häufigsten Bewegungen zu ermöglichen.

Es darf weiter nicht vergessen werden, daß für alle Bewegungen der Hand im Normalen auch bestimmte Parallelbewegungen in den Nachbargelenken ausgeführt werden. So erinnere ich an die Greifbewegung, die meistens bei gleichzeitiger Dorsalbeugung im Gelenk erfolgt, an bestimmte Handgriffe, bei denen eine Drehbewegung des Unterarmes unbedingt Voraussetzung ist. Es folgt daraus, daß unsere Erwartungen in bezug auf die Leistung der willkürlich bewegbaren, künstlichen Hand in engen Grenzen sich bewegen müssen. Wir betrachten es sogar als eine wichtige Notwendigkeit, im Anfang unsere Aufgabe darauf zu beschränken, daß nur die einfachen mechanischen Leistungen der lebenden Hand durch die künstliche nachgeahmt werden. Erst später dürfen wir hoffen, durch weiteren Ausbau der chirurgischen und maschinellen Technik auch an schwierigere Aufgaben herantreten zu können. Aber wenn es auch nur in bescheidenem Rahmen gelingt, willkürliche kraftvolle Bewegungen mit Hilfe der künstlichen Hand auszuführen, so ist ein großer Fortschritt gegenüber unseren bisherigen Ersatzgliedern erreicht.

Es hat sich gezeigt, daß beide Teile der neuen Aufgabe, der chirurgische und der technische Teil, nur gelöst werden können, wenn wir in weitem Maße das Studium der lebenden Hand zum Vorbild nehmen.

Für den Chirurgen ist in erster Linie eine genaue Kenntnis der anatomischen und physiologischen Verhältnisse der treibenden Kräfte notwendig. Er muß Ursprung und Ansatz der Muskeln, ihre Innervation, ihren Verlauf und vor allem die Art ihrer Wirkung kennen. Besonders wichtig ist auch eine genaue Kenntnis der Wertigkeit der einzelnen Muskeln oder Muskelgruppen. Er muß wissen, welche Muskeln für die besondere Aufgabe der Bewegung der Hand und der Finger am besten verwandt werden und verwandt werden können. Er muß ferner ein genaues Urteil darüber haben, welche Muskeln für die Bewegung des Stumpfes unbedingt nötig, welche wünschbar sind und welche fortfallen können. Diese Tatsachen sind, wie unsere Erfahrung gezeigt hat, für die richtige Ausführung der notwendigen Eingriffe von allergrößter Bedeutung.

Der Techniker bedarf zur Durchführung seiner besonderen Aufgabe ebenfalls genauer anatomischer und physiologischer Überlegungen. Man ist erstaunt, wie unter Vernachlässigung wichtiger anatomischer Tatsachen die bisherigen künstlichen Hände entstanden sind. Die Anordnung der Finger, die Gliederung in ihre einzelnen Abschnitte ist bei allen bisherigen Handmodellen ohne Rücksicht auf die bestehenden anatomischen

Verhältnisse ausgeführt worden. Auch die Art der Kraftübertragung weicht von den Verhältnissen an der lebenden Hand erheblich ab. Und doch haben wir in der lebenden Hand ein ideales Vorbild für die künstliche. Die zweckmäßige Anordnung der einzelnen Handabschnitte zueinander, die wirksame Kraftübertragung von den Muskeln und Sehnen auf die Finger sollte im großen und ganzen auch bei der künstlichen Hand nachgeahmt werden. Das Studium der Haltung und Stellung der Finger beim Greifen und Fassen müßte dann weiter auch zu bestimmten Formen und Modellen der künstlichen Hand führen. Auch auf die anatomischen Verhältnisse des Stumpfes muß der Techniker Rücksicht nehmen; ebenso muß er ein genaues Verständnis für die Art und Größe der Wirkung der vom Chirurgen gebildeten Kraftquellen haben. In gleicher Weise muß er lernen, ein Verständnis für das Zusammenwirken zweier, ja dreier Muskelgruppen zu gewinnen und daraus zur Erzielung bestimmter Bewegungen der Hand Vorteil ziehen.

Schließlich müssen Chirurg und Techniker in jedem Einzelfall vor Beginn ihrer Arbeit darüber sich ein klares Urteil verschaffen, was überhaupt möglich ist. Die verschiedene Wertigkeit der Stümpfe bedarf einer scharfen Umgrenzung. Erst dann, wenn diese notwendigen Vorkenntnisse und Vorarbeiten erreicht sind, kann die eigentliche Arbeit mit Aussicht auf Erfolg begonnen werden.

Beim Ausbau unserer Arbeit zeigte sich bald, wie notwendig die Mitarbeit des Anatomen für uns war. Nur ihm ist eine einigermaßen erschöpfende Klarstellung anatomischer Fragen möglich. Er ist der Führer, auf den wir angewiesen sind. Er mag zunächst den Weg zeigen.

III. Anatomische Darstellung der chirurgischen Aufgabe.

Die Darstellung der Knochen, Gelenke und Muskeln des Armes hat sich dem besonderen Zwecke anzupassen, dem Chirurgen und Mechaniker als Grundlage zur Herstellung einer künstlichen, willkürlich bewegbaren Hand zu dienen.

1. Allgemeiner Teil.

Zur Ausführung einer Bewegung gehören mindestens zwei Muskeln: 1. der Muskel, welcher die gewollte Bewegung ausführt: der **Arbeitsmuskel**, und 2. der Muskel, welcher, allein in Tätigkeit gesetzt, die gegenteilige Bewegung zu der des Arbeitsmuskels ausführt: der **Gegenmuskel**.

Der Gegenmuskel überwacht die durch den Arbeitsmuskel erzeugte Bewegung, stellt durch einen bestimmten Widerstand ihre Gleichmäßigkeit her, unterbricht sie rechtzeitig durch stärkeren Widerstand und hält das bewegte Glied mit dem Arbeitsmuskel in der gewollten Stellung fest. Ein Beispiel: Zur Beugung des Ellenbogengelenkes gehört nicht nur der Beuger des Gelenkes, sondern auch dessen Strecker. Erst aus der gemeinsamen Arbeit beider entsteht die ruhige, gleichmäßige Bewegung des Vorderarmes. Der Beuger ist hier der Arbeitsmuskel, der die Bewegung ausführt, der Strecker der Gegenmuskel, der die Ausführung der Arbeit überwacht. Das prägt sich auch in den Muskelmassen aus, die zur Bewegung des Ellenbogengelenkes zur Verfügung stehen. Sämtliche Beuger besitzen zusammen einen physiologischen Muskelquerschnitt von 265 ccm, sämtliche Strecker einen solchen von 203,7 ccm (R. Fick, 1911, S. 320)[1].

Der Chirurg steht also von vornherein vor der Aufgabe, für jede künstliche Bewegung, die der natürlichen nahe kommen soll, zwei Kraftquellen zu schaffen, von denen die eine im Sinne des Arbeitsmuskels, die andere in dem des Gegenmuskels arbeitet.

Jede Bewegung des Armes und dessen Teile — auch die scheinbar einfachste — ist eine zusammengesetzte, zusammengesetzt aus der Tätigkeit mehrerer Muskeln oder Muskelabschnitte. Man spricht deshalb von einer Bewegung zusammengeordneter Muskeln (Synergisten). Alle Bewegungen müssen eingeübt sein. Jeder von uns lernt erst allmählich die Muskeln oder die Muskelteile und das Maß ihrer Kraftleistung bestimmen, die eine gewollte Bewegung am schnellsten, sichersten und an Kraftaufwand am sparsamsten ausführen. Je häufiger die Bewegung ausgeführt wird, um so mehr wird sie zum „Handgriff". Jeder eingelernte Handgriff, möge er für die Anforderungen des täglichen Lebens oder zur Bedienung eines Werkzeuges oder einer Maschine benützt werden, wird schließlich unbewußt ausgeführt, ohne daß wir uns noch Rechenschaft über die für ihn benutzten Muskeln ablegen. Wir vermögen das, weil sich in unserem Zentralnervensystem für jeden Handgriff allmählich ein besonderes Zentrum (Assoziationszentrum) ausbildet, von dem aus die zum Handgriff nötigen Muskeln gleichzeitig oder in bestimmter Reihenfolge und in der erforderlichen Stärke gereizt werden. Die einmal erworbenen Zentren bleiben auch bei Nichtgebrauch durch längere Zeit erhalten, und zwar um so länger, je gröber die durch sie beherrschten Bewegungen gewesen sind. So vermag ein Handwerker einen durch Jahre eingeübten Handgriff oft noch nach langer Unterbrechung seiner Beschäftigung ohne weiteres oder nach ganz kurzer Tätigkeit genau so einwandfrei wie früher auszuführen.

---

[1] R. Fick: Handbuch der Anatomie und Mechanik der Gelenke. III. Teil. Jena, G. Fischer 1911.

Der gleiche Muskel kann zu verschiedenen Handgriffen gebraucht werden. Es werden deshalb die ihm zugehörigen Nervenzellen auch von verschiedenen Assoziationszentren abhängig und von ihnen aus reizbar sein.

Kann also ein Verletzter bei dem Gebrauche seines künstlichen Gliedes die vorhandenen Assoziationszentren im gleichen Sinne wie früher weiter benützen, so wird er die Bewegung des künstlichen Gliedes früher, schneller und eifriger ausführen lernen und durch sie seine Muskeln gebrauchsfähig erhalten. Diese werden, unbenützt, allmählich der Rückbildung anheimfallen, ganz abgesehen von dem psychischen Einfluß, den die leichtere Bedienung eines künstlichen Gliedes mit dem eingeübten Assoziationszentrum hat.

Der Chirurg hat also bei dem Zusammenfügen von Muskeln oder Muskelresten zu einer Kraftquelle immer auf deren Zugehörigkeit oder Nichtzugehörigkeit zu einer zusammengeordneten Bewegungsgruppe Rücksicht zu nehmen. Als Beispiel für die praktische Bedeutung der Assoziationszentren sei aus der Erfahrung unseres Chirurgen folgendes angeführt: Wenn bei der Erzeugung einer künstlichen Kraftquelle am Oberarm Beuger und Strecker miteinander vereinigt wurden, so fiel die Schwäche der Strecker gegenüber der relativen Kraft der Beuger auf, und weiter, daß sich die Kraftleistung der Beuger bei den angeordneten Übungen besserte, während die Kraft der Strecker sich nicht heben wollte. Das ist begründet einmal durch die Tatsache, daß die Beuger bei fast allen Bewegungsformen im täglichen Leben die Rolle des Arbeitsmuskels, die Strecker die des Gegenmuskels spielen, und begründet zweitens in der Benutzung eines bestimmten Assoziationszentrums. Der Gebrauch der Prothese bestand nämlich in der Beugung von Ellenbogengelenk und Fingern. Dazu benutzte der Verwundete selbstverständlich und ihm unbewußt nur das ihm vertraute Assoziationszentrum für die Beuger. Jede Übung wurde also nur mit den Beugemuskeln ausgeführt, kräftigte also lediglich diese. Für die Beugung nun gleichzeitig auch die Strecker zu benutzen, dafür besaß der Verwundete kein Zentrum, das mußte er sich erst erwerben und zwar im Gegensatz zu dem natürlich benutzten Zentrum. Denken wir doch an die Schwierigkeit, die wir selber hätten, wenn wir uns vor Ausführung einer Beugung erst sagen müßten, du mußt jetzt eine Streckung ausführen. Die Vereinigung von Beugern und Streckern zu einer Kraftquelle bedeutet also für die erste Zeit nach der Operation eine direkte Schädigung der Strecker, weil sie dieselben vom Gebrauch bei der Übung ausschaltet.

Es sei noch ausdrücklich erwähnt, daß die Zugehörigkeit zur gleichen Muskelgruppe nicht immer in der Versorgung durch den gleichen Nerven zum Ausdruck kommt.

2. Oberarmbein, Ellenbogengelenk und Oberarmmuskeln.

Das Ellenbogengelenk wird von drei Knochen gebildet, dem Oberarmbein, der Elle und der Speiche. Elle und Speiche sind unter sich, und jede für sich mit dem Oberarmbein verbunden. Das Gelenk besteht

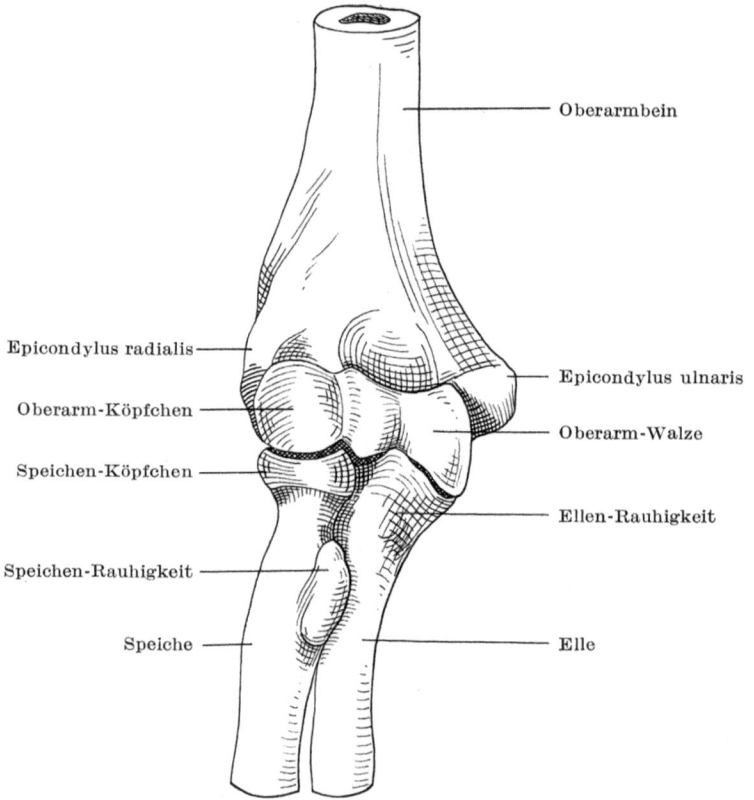

Figur 4.
Ellenbogen-Gelenk von vorn; zur Verdeutlichung der 3 Unter-Gelenke: 1. des Oberarm-Ellen-Gelenkes zwischen Walze des Oberarmbeines und oberem Ellen-Ende, 2. des Oberarm-Speichen-Gelenkes zwischen Oberarm-Köpfchen und Speichen-Köpfchen und 3. des Speichen-Ellen-Gelenkes zwischen Speichen-Köpfchen und oberem Ellenende.

also mechanisch aus drei Gelenken: dem Oberarmbein-Ellengelenk, dem Oberarm-Speichengelenk und dem oberen Speichen-Ellengelenk (Fig. 4).

a) Das Oberarm-Ellengelenk.

Es ist ein einfaches Scharniergelenk mit Führungslinie. Es besitzt dementsprechend nur eine Achse, um welche Beugung und Streckung des Vorderarms ausgeführt werden. Das obere Ende der Elle umfaßt zangenförmig mit kurzem vorderen und langem hinteren Arm einen walzenförmigen, in seiner Mitte eingeschnittenen (Führungslinie, Fig. 4) Gelenkkopf (die Oberarmwalze, Fig. 5). Die kurze bzw. lange Form der beiden Zangenarme bedingt, daß wir das Ellenbogengelenk wohl beinahe bis zur Berührung von Oberarm und Vorderarm beugen, aus

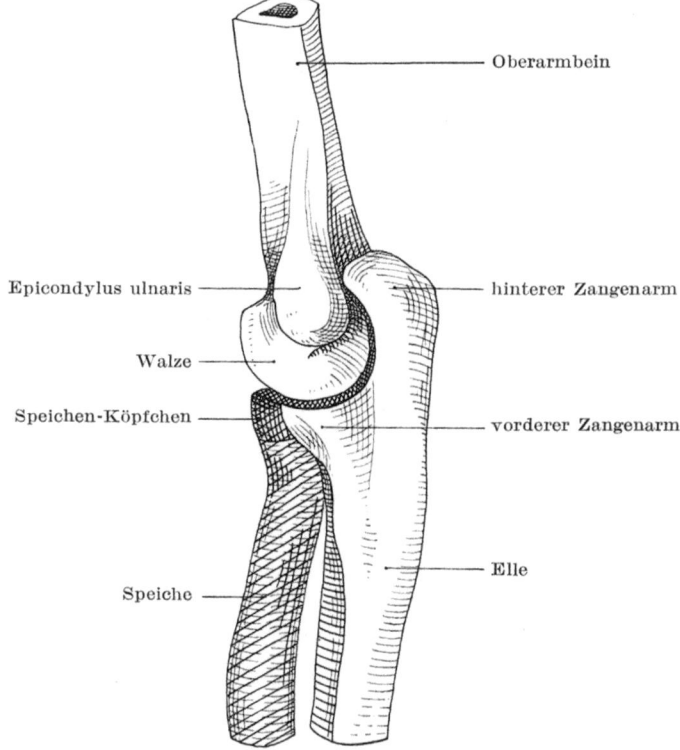

Figur 5.
Ellenbogen-Gelenk von der Innenseite, um die beiden Zangen-Arme der Elle zu zeigen.

der Beugestellung wieder bis zur Geradstellung des Armes strecken, aber nicht überstrecken können. Die Führungslinie (Fig. 4) verhindert die seitliche Verschiebbarkeit der Elle parallel zur Walzenachse.

Die Achse der Oberarmwalze bildet mit der Längsachse des Oberarmbeins einen Winkel, den **Walzenachsenwinkel** (Fig. 6), dessen Größe individuell, nach Geschlechtern und nach Rassen schwankt und zwischen 77^0 und $80{,}5^0$ beträgt. Infolgedessen liegt der Vorderarm bei gestrecktem Ellenbogengelenke nicht in der Fortsetzung des Oberarms, sondern bildet mit ihm einen nach außen offenen Winkel, den Armwinkel (Fig. 7). Auch dieser schwankt nach Individuum, Geschlecht und Rasse. Seine Grenzwerte liegen zwischen 159 und 178°. Der Walzenachsenwinkel bewirkt, daß bei stärkster Beugung im Ellenbogengelenk die Hand nicht gegen die Schulter, sondern gegen die Brust bewegt wird.

Oberarm und Vorderarm bilden nach Messungen an der Leiche in äußerster Beugestellung miteinander einen Winkel von 35—40°, in äußerster Streckstellung einen Winkel von 170—175°. Der ganze Bewegungsumfang des Oberarm-Ellenbogengelenkes beträgt also etwa 135°.

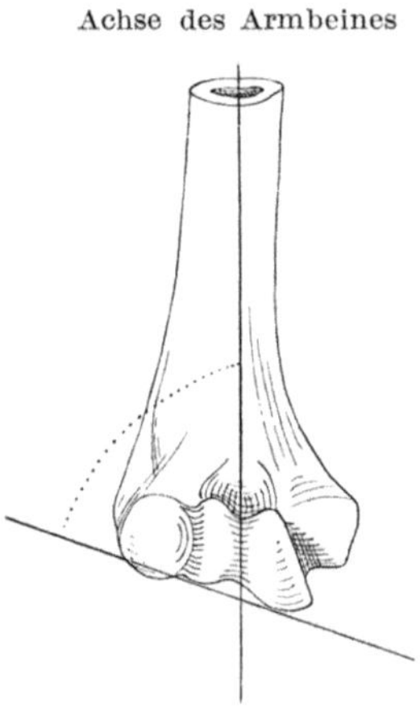

Figur 6.
Der Walzen-Achsen-Winkel am Oberarmbein.

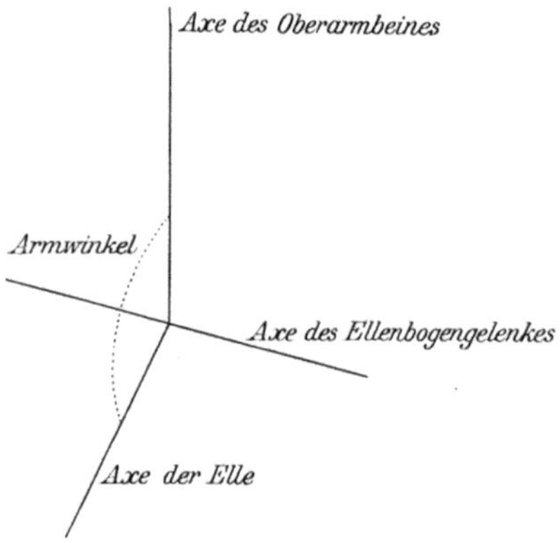

Figur 7.
Der Armwinkel.

b) Die Ellen-Speichengelenke.

Die Aufgabe, welche die beiden Vorderarmknochen am Skelet des Armes zu erfüllen haben, ist verschieden. Die Elle besorgt hauptsächlich die Verbindung mit dem Oberarm im Ellenbogengelenk; ihre Verbindung mit der Hand im ersten Handgelenk ist nur mittelbar. Die Speiche vermittelt in erster Linie die Verbindung mit der Hand im ersten Handgelenk. Ihre Verbindung mit dem Oberarmbein ist eher eine untergeordnete. Infolge der Verschiedenheit der mechanischen Inanspruchnahme sind beide Knochen verschieden gebaut. Das obere Ende der Elle ist stark, das untere schwach geformt; umgekehrt ist bei der Speiche das obere Ende schwach, das untere stark ausgestaltet. Die schwachen Enden beider Knochen bezeichnen wir als Köpfchen (Fig. 8). Beide Vorderarmknochen sind an ihrem oberen und unteren Ende durch Gelenke, durch das **obere und untere Speichen-Ellengelenk**, und zwischen diesen

Oberarmbein, Ellenbogengelenk und Oberarmmuskeln.

durch eine sehnige Membran verbunden. Da beide Ellen-Speichengelenke funktionell zusammengehören, so muß an dieser Stelle auch das untere Speichen-Ellengelenk, obgleich es mit dem Ellenbogengelenk anatomisch nichts zu tun hat, besprochen werden. Im oberen Speichen-Ellengelenk dreht sich die zylindrische Fläche des Speichenköpfchens in der entsprechenden Grube der Elle; im unteren Speichen-Ellengelenk

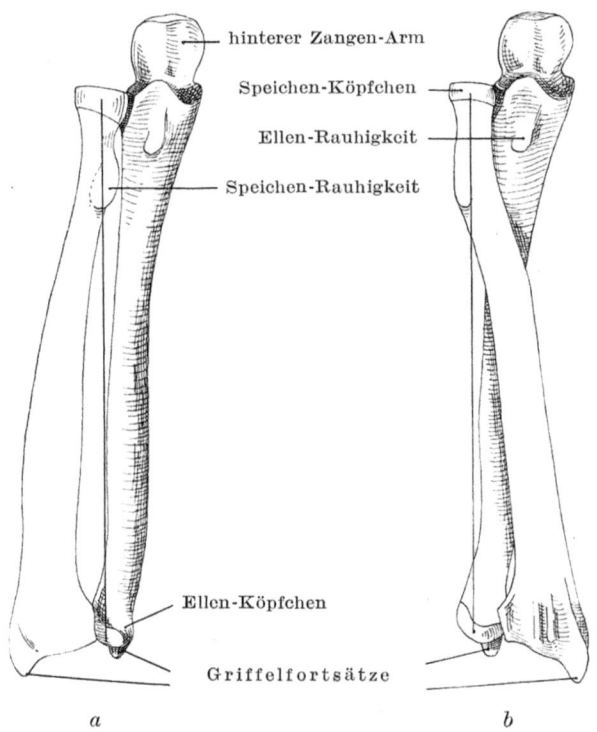

Figur 8.
Elle und Speiche, links (a) in Empfangs-Stellung (Supinations-Stellung), rechts (b) in Greif-Stellung (Pronations-Stellung).

dreht sich die zylindrische Fläche des Ellenköpfchens in der entsprechenden Grube der Speiche (Fig. 8). Beide Gelenke stellen mechanisch eine Einheit dar; die Bewegung erfolgt um eine gemeinsame Achse, die ungefähr von der Mitte des Speichenköpfchens zur Mitte des Ellenköpfchens zieht. Bei der Bewegung dreht sich die Speiche in beiden Gelenken um die nahezu feststehende Elle und beschreibt dabei einen Bogen von 120—140°. Der sich bewegenden Speiche folgt die mit ihr verbundene Hand. Die Drehung der Speiche wird also für den Beobachter des Lebenden in der sich verändernden Stellung der Hand sichtbar. Wir können unsere Hand so wenden, daß bald der Handteller, bald der Handrücken uns zugekehrt ist. Ist der Handteller uns zugedreht, so sprechen wir von der **Empfangsstellung (Supinationsstellung)** der Hand. Ist der Handrücken uns zugewendet, so sprechen wir von der **Greifstellung (Pronationsstellung)** der Hand. Wendet man die Hand aus der Greifstellung in die Empfangsstellung, so führt man eine **Empfangsbewegung** (genauer: Empfangs-Wendebewegung, Supinationsbewegung) aus. Umgekehrt vollführt man, sobald die Hand aus der Empfangsstellung in die Greifstellung gedreht wird, eine Greifbewegung (Pronationsbewegung). In der Empfangsstellung liegen beide Vorderarmknochen parallel nebeneinander, die Speiche außen, die Elle innen (Fig. 8a). In der Greifstellung überkreuzt die Speiche die Elle etwas oberhalb der Mitte derselben, so daß sie mit ihrer oberen Hälfte an der Außenseite, mit ihrer unteren Hälfte an der Innenseite derselben zu liegen kommt (Fig. 8b). Bei ruhig herabhängendem Arm stehen beide Vorderarmknochen in der Mittelstellung zwischen Empfangs- und Greifstellung.

c) Oberarm-Speichengelenk.

Das Oberarm-Speichengelenk wird durch einen halbkugeligen Kopf des Oberarmbeins, das **Oberarmbein-Köpfchen**, und die entsprechende ausgehöhlte, obere Fläche des Speichenköpfchens, den **Speichenteller**, gebildet. Das Gelenk ist also ein Kugelgelenk. Die Kugelform ist notwendig, weil erstens die Speiche der Elle bei ihrer Beuge- und Streckbewegung um die Oberarmwalze folgen, und zweitens weil die Drehungsbewegung der Speiche um die Elle, die Umwendbewegung der Hand, in jeder Stellung des Vorderarms zwischen äußerster Beuge- und äußerster Streckstellung ausführbar sein muß.

d) Oberarmmuskeln.

Sie scheidet man für unseren besonderen Zweck am besten in Muskeln des Schulter- und Muskeln des Ellenbogen-Gelenkes, wobei der gleiche Muskel beiden Gruppen zugehören kann. Die Muskeln des Schultergelenkes kommen mit Ausnahme des Biceps brachii, des langen Kopfes des Triceps brachii sowie des Coraco-brachialis für die Erstellung einer Kraftquelle zunächst wohl kaum in Betracht. Ihre Bedeutung liegt für uns lediglich in der Tatsache, daß sie Beweger des Schultergelenkes sind und damit Beweger der Prothese werden können. Nur die Muskeln des Ellenbogengelenkes sind bei Absetzung der Gliedmaßen mit Verlust des Gelenkes für die Erzeugung von Kraftquellen zu benützen. Bei der Besprechung der eigentlichen Schultergelenkmuskeln können wir uns von vornherein auf zwei beschränken: den Deltamuskel und den M. coraco-brachialis. Die übrigen Muskeln, Pectorales, Latissimus dorsi und die Roller des Schultergelenkes können wir deswegen außer acht lassen, weil sie als Kraftquellen einer willkürlich bewegbaren, künstlichen Hand nur selten verwendbar sind.

Der M. deltoides ist der große Muskel an der Außenseite der Schulter. Er entspringt am Schlüsselbein und Schulterblatt und setzt sich am Oberarmbein ziemlich genau in der Mitte von dessen Außenseite an. Sein Ansatzfeld hat meistens die Form eines langgestreckten Ovales, das nach oben in zwei Zipfel ausläuft, und dessen längster Durchmesser zwischen 53 und 64 mm schwankt und parallel der Längsrichtung des Knochens verläuft. Die Ansatzstelle, die **Deltamuskel-Rauhigkeit**, ist ein wenig vorgewölbt und am Lebenden fühlbar, wenn man von oben her mit der Hand über die Außenseite der Schulter abwärts streicht. Der Muskel ist in erster Linie Seitwärtsheber des Oberarms (Abheber des Schultergelenkes), und zwar bis zur Horizontalstellung des Armes. Er kann sich aber auch mit einzelnen seiner Teile beteiligen: 1. an der Vorwärtsbewegung des Armes (Beuger des Schultergelenkes), 2. an der Rückwärtsbewegung des Armes (Strecker des Schultergelenkes) und endlich sogar 3. an der Anziehung des Armes gegen den Rumpf (Anzieher des Schultergelenkes). Er bewegt also das Schultergelenk in seinen vier Hauptrichtungen. Sein Nerv wird vom N. axillaris geliefert; er läuft quer zum Muskel von hinten nach vorn, ungefähr 5 cm unterhalb der Schulterhöhe und kommt deswegen bei Operationen, die in das Gebiet unserer Besprechung fallen, nicht in Betracht. Der Muskel kann in allen seinen Leistungen durch andere Muskeln vertreten werden, als Abheber des Schultergelenkes durch den M. supraspinatus und den langen Kopf des Biceps brachii. Die Muskelmasse und die Kraftleistung des Supraspinatus sind erheblich geringer als die des Deltamuskels. Der Ansatz des Supraspinatus erfolgt außerdem dicht am Schultergelenk, so daß der Muskel mit einem sehr ungünstigen Hebelarm arbeitet. Endlich lehren praktische Erfahrungen, daß der Supraspinatus bei Lähmung des Deltamuskels den Arm noch nicht einmal um 40° seitwärts hebt. Der lange Kopf des Biceps brachii kommt als Ersatzmuskel nicht in Frage, weil der Eingriff, welcher den Ansatz des Deltamuskels beseitigt, auch die Beziehungen des Biceps zum Armbein aufhebt. Als Beuger des Schultergelenkes kann der Deltamuskel vertreten werden durch den Biceps und den Coraco-brachialis. Eine Absetzung des Oberarmes, welche den Deltamuskelansatz entfernt, beseitigt aber gleichzeitig die Ansätze dieser beiden Muskeln; beide Vertreter kommen also in diesem Falle nicht mehr in Frage. Der Deltamuskel kann ferner als Strecker des Schultergelenkes durch Teres major und Subscapularis vertreten werden. Beide Muskeln können jedoch die Rückwärtshebung des Armes nur eine Strecke weit besorgen, der Subscapularis noch dazu nur mit ganz schwachem Kraftanteil, so daß sie einen sehr unvollkommenen Ersatz für den Ausfall des Deltamuskels leisten. Als Anzieher des Schultergelenkes endlich kann der Deltamuskel voll vertreten werden durch die gemeinsame Wirkung von Pectoralis major und Latissimus dorsi oder durch die gemeinsame Wirkung von Teres major und Subscapularis.

Die Vertretungsmöglichkeiten für den Deltamuskel sind also gering. In der Anziehung ist die Vertretung gut, in der Abhebung sehr unvollkommen, in der Streckung noch unvollkommener und in der Beugung überhaupt nicht ermöglicht. **Die endgiltige Beseitigung des Deltamuskelansatzes stellt also eine schwere Schädigung der Beweglichkeit des Schultergelenkes und damit der Prothese dar.**

Der M. coraco-brachialis entspringt am Schulterblatt und setzt sich am inneren Rand des Oberarmbeines unmittelbar unterhalb der Mitte desselben an; sein Ansatzfeld hat die Form eines zusammengedrückten Ovales, dessen längste Achse zwischen 23 und 46 mm schwankt und parallel der Längsrichtung der Knochen verläuft. Der Nerv wird vom N. musculo-cutaneus geliefert; er tritt in den Muskel bereits in seiner oberen Hälfte ein. Der Coraco-brachialis ist Beuger und in geringem Grade Anzieher des Oberarmes im Schultergelenke. In beiden Wirkungsweisen kann er durch den Deltamuskel und als Anzieher durch die gleichen Muskeln, die auch den Deltamuskel als Anzieher vertreten, ersetzt werden. Die Zerstörung des Ansatzes der Coraco-brachialis bei gleichzeitiger Erhaltung des Deltamuskelansatzes bedeutet also eine Schädigung in der Bewegung des Schultergelenkes, aber keine so ernste, wie sie durch Zerstörung des Deltamuskelansatzes eintritt.

e) Muskeln des Ellenbogengelenkes.

Sie sind die Beuger und die Strecker des Ellenbogengelenkes. Beuger sind die an der Vorderseite des Oberarms gelegenen Biceps brachii und Brachialis; sie liegen übereinander. Strecker ist der an der hinteren Seite des Oberarms gelegene Triceps brachii.

Der M. biceps brachii entspringt mit beiden Köpfen am Schulterblatt und setzt sich an der Speiche etwas unterhalb des Köpfchens an einem gegen die Elle vorspringenden Höcker, der Speichen-Rauhigkeit, an (Fig. 8a). Er überspringt das Oberarmbein und besteht deshalb aus sehr langen Faserbündeln, die dem Muskel seine schlanke Form geben. **Die Hauptfleischmasse des Muskels liegt in den oberen drei Vierteln des Oberarms.** Der Muskel zerfällt in zwei Teile, den langen und kurzen Kopf, die nebeneinander liegen, der lange Kopf außen, der kurze innen. Beide Köpfe lassen sich bis fast zur Verbindung mit der Ansatzsehne leicht voneinander trennen; sie sind ziemlich gleich stark entwickelt. Der Nerv, vom N. musculo-cutaneus geliefert, spaltet sich kurz vor seinem Eintritt in den Biceps in zwei Äste, die beide in gleicher Höhe, etwas oberhalb der Mitte des Oberarmbeines, in den Muskel eintreten. Die Verkürzung des ganzen Muskels bei stärkster Beugung beträgt ca. 70 mm, die Arbeitsmöglichkeit bei der Beugung in Kilogramm-Metern berechnet 4,85 (R. Fick, 1911, S. 320). Der Biceps wendet die Speiche zur Empfangsstellung und beugt den in Empfangsstellung stehenden Vorderarm. Da der Muskel nirgends am Oberarmbein befestigt ist, zieht er sich nach seiner Durchschneidung um mehrere Zentimeter zurück, der lange Kopf, der ganz frei ist, stärker als der kurze Kopf, der in seiner oberen Hälfte durch die Verwachsung mit dem Coracobrachialis darin gehemmt wird.

Der M. brachialis entspringt von der vorderen Fläche der unteren Hälfte des Oberarmbeins und setzt sich an einer Rauhigkeit, der **Ellenrauhigkeit**, unterhalb des vorderen Zangenarmes der Elle (Fig. 8) an. Sein Ursprung beginnt zwischen den Ansätzen des Deltamuskels und des Coraco-brachialis. Seine Hauptfleischmasse ist dicht oberhalb des Ellenbogengelenkes entwickelt. Er besteht aus halblangen (im Vergleich zum Biceps) und kurzen Faserbündeln; er zieht sich deshalb nach seiner Durchschneidung bedeutend weniger als der Biceps zurück. Die Verkürzung des Muskels beträgt bei stärkster Beugung 60 mm, die Arbeitsleistung 3,84 kgm (R. Fick, 1911, S. 320). Der Nerv wird vom N. musculocutaneus geliefert, der an der Grenze zwischen mittlerem und unterem Drittel des Oberarmbeins eintritt. Der Muskel beugt den in Greifstellung stehenden Vorderarm.

Der M. triceps brachii zerfällt in drei Köpfe, zwei oberflächliche und einen tiefgelegenen Kopf; der eine oberflächliche, der lange Kopf, entspringt am Schulterblatt, der andere oberflächlich gelegene, der äußere Kopf, und der tief gelegene, innere Kopf entspringen an der hinteren Fläche des Oberarmbeines. Der Ansatz erfolgt am oberen Ende des hinteren Zangenarmes der Elle. Die Muskelmasse des Triceps ist ziemlich gleichmäßig über die ganze Länge des Oberarmes verteilt. Die beiden oberflächlich gelegenen Köpfe bestehen aus halblangen, der tief gelegene Kopf besteht aus kurzen Faserbündeln. Die Nerven des Muskels werden vom N. radialis geliefert; sie treten in die beiden oberflächlichen Köpfe in der Mitte des Oberarmes, in den tieferen Kopf dicht unterhalb derselben ein. Der Muskel streckt den im Ellenbogengelenk gebeugten Arm. Die Verkürzung des Triceps bei äußerster Streckstellung beträgt etwa 50 mm, die Arbeitsmöglichkeit 8,47 kgm (R. Fick, 1911, S. 321).

f) Vergleich zwischen Beugern und Streckern des Ellenbogengelenkes.

Vergleichen wir die Muskelmassen der Beuger des Ellenbogengelenkes mit denen seiner Strecker, wobei ausdrücklich noch hervorgehoben werden muß, daß wir außer Biceps und Brachialis noch andere

Muskeln zur Beugung des Ellenbogengelenkes besitzen, so erhalten wir Beugekräfte mit 14,5 kgm Arbeitsmöglichkeit, Streckkräfte mit 9,3 kgm. Der Vergleich fällt also zugunsten der Beuger aus. Da wir die gleiche Beobachtung bei den Beugern und Streckern der Hand und denen der Finger machen, bei welchen der Unterschied noch viel mehr zugunsten der Beuger sich kundgibt, so haben wir es bei der stärkeren Entwicklung der Beuger mit einer allgemein giltigen Erscheinung zu tun. Diese stärkere Entwicklung erklärt sich ohne weiteres, weil bei fast allen Handgriffen des täglichen Lebens die Beuger die Arbeitsmuskeln, die Strecker die Gegenmuskeln sind und außerdem die Gelenke nach getaner Arbeit wieder in ihre Ruhelage zurückzuführen haben. In diesem Unterschied haben wir den Grund für die praktische Erfahrung, daß die Strecker allgemein zunächst eine schlechtere Kraftquelle abgeben als die Beuger.

In den anatomisch und physiologisch getrennten Beugern und Streckern des Ellenbogengelenkes haben wir das gegebene Material zur Erzeugung der eingangs geforderten zwei Kraftquellen zur Verfügung. Daß sie im gegebenen Falle einzeln benutzbar sind, darüber hat der Chirurg bereits entschieden.

Wir haben hier nur noch anzugeben, wie man bei der Operation praktisch beide am besten voneinander trennen kann, d. h. welche Merkmale die Grenze zwischen beiden auf der Außen- und Innenseite des Armes bezeichnen. Beuger und Strecker werden getrennt durch bindegewebige Scheidewände, welche die oberflächliche Faszie zwischen ihnen hindurch an der äußeren und inneren Seite des Armes zum Knochen sendet: die Zwischenmuskelscheidewände. Die innere Zwischenmuskelscheidewand fällt auf dem Querschnitt dadurch auf, daß sich ihr große Gefäße, die Armschlagader, mehrere Blutadern und zwei starke Nerven, der Medianus und der Ulnaris, enger anlegen (Fig. 12). Um bei der Operation die Arterie sicher zu schonen, geht man am besten zwischen Zwischenmuskelscheidewand und Streckern vor. Die äußere Zwischenmuskelscheidewand ist nicht so deutlich ausgeprägt wie die innere, doch besitzt auch sie ein unschwer auffindbares Merkmal in dem N. radialis, der — wenigstens an der unteren Hälfte des Oberarmes — der Scheidewand unmittelbar anliegt.

g) Kraftquellen am Oberarm.

Die Bestimmung der Muskeln zur Abgabe von Kraftquellen und die Zahl der verwertbaren Kraftquellen sind in jedem einzelnen Falle nach den vorliegenden Verhältnissen durch den Chirurgen zu treffen. Bei den überraschenden Ergebnissen, welche die operativen Eingriffe schon heute aufzuweisen haben, ist anzunehmen, daß wir erst am Anfang der praktischen Erfolge stehen. Dem Anatomen fällt unter diesen Umständen die Aufgabe zu, alle Möglichkeiten zu erörtern, mit welchen der

Chirurg es zu tun haben kann. Tatsächlich sind bisher zwei Kraftquellen gewonnen worden. Die eine ist aus den Beugern, die andere aus den Streckern entnommen.

Bei der sich einstellenden gewaltigen Hypertrophie der zur Kraftquelle verwendeten Beugemuskeln durch die regelmäßigen Übungen ist die Teilung der einen bisher in Betracht kommenden Beugerkraftquelle in zwei von einander unabhängige Kraftquellen anatomisch zuzugestehen. Die Ausführbarkeit ist mithin nur von der Möglichkeit abhängig, beide Quellen gesondert zu überhäuten und mit den Übertragern zu verbinden. Anatomisch wäre die Zweiteilung in die beiden Köpfe des Biceps, wobei mit dem kurzen der Coraco-brachialis vereinigt bliebe, das Gegebene. Die Zweiteilung ist praktisch auszuführen, da, wie wir oben angegeben haben, beide Köpfe bis fast zur Ansatzsehne voneinander getrennt sind. Bei genügend langen Amputationsstümpfen wäre aber auch an eine Gruppierung zu denken, die den M. brachialis besonders ausnützte, indem man die eine Kraftquelle aus den beiden Bicepsköpfen, die andere aus den Brachialis bildete. Da die Arbeitsmöglichkeit des Brachialis beinahe so groß ist wie die der beiden Bicepsköpfe zusammen, so wäre diese Anordnung nicht ohne Vorteil. Bei dem Triceps wäre eine entsprechende Teilung in die beiden hochliegenden Köpfe und den tiefliegenden Kopf das Naturgemäße. Man wird bei dem tiefliegenden Kopfe aber die Kürze der meisten Faserbündel zu berücksichtigen und deswegen mit seiner geringeren Arbeitsleistung zu rechnen haben.

h) **Wertzonen am Oberarme (Figur 9).**

Die Oberarmstümpfe Verwundeter gewinnen je nach ihrer Länge eine verschiedene Bedeutung bei der Verwendung der erhaltenen Muskulatur für eine willkürlich bewegbare, künstliche Hand.

Naturgemäß läßt sich die Bedeutung jeweilig durch die anatomischen Verhältnisse im voraus für den vorliegenden Fall bestimmen. Dabei sind in erster Linie die Höhen der Ursprünge und Ansätze der Oberarmmuskeln in Rechnung zu stellen, und unter Berücksichtigung dieser Verhältnisse erhalten bestimmte Gegenden einen besonderen Wert. Andere entbehren eines solchen und können nur im allgemeinen als um so günstiger bezeichnet werden, als sie weiter distalwärts, also näher dem Ellenbogengelenke sich befinden.

Die anatomischen Einrichtungen gestatten es nicht nur, sondern zwingen dazu, bei der chirurgischen Ausnützung der erhaltenen Muskulatur für die Bewegung einer künstlichen Hand den Oberarm in eine Reihe von Wertzonen zu zerlegen, an welchen die einzelnen Muskeln verschiedenartig entweder für die willkürliche Bewegung des Stumpfes in ihrem Ansatze zu erhalten oder einzeln oder gruppenweise zur Erzeugung von Kraftquellen für das künstliche Glied zu verwenden sind.

24 Anatomische Darstellung der chirurgischen Aufgabe.

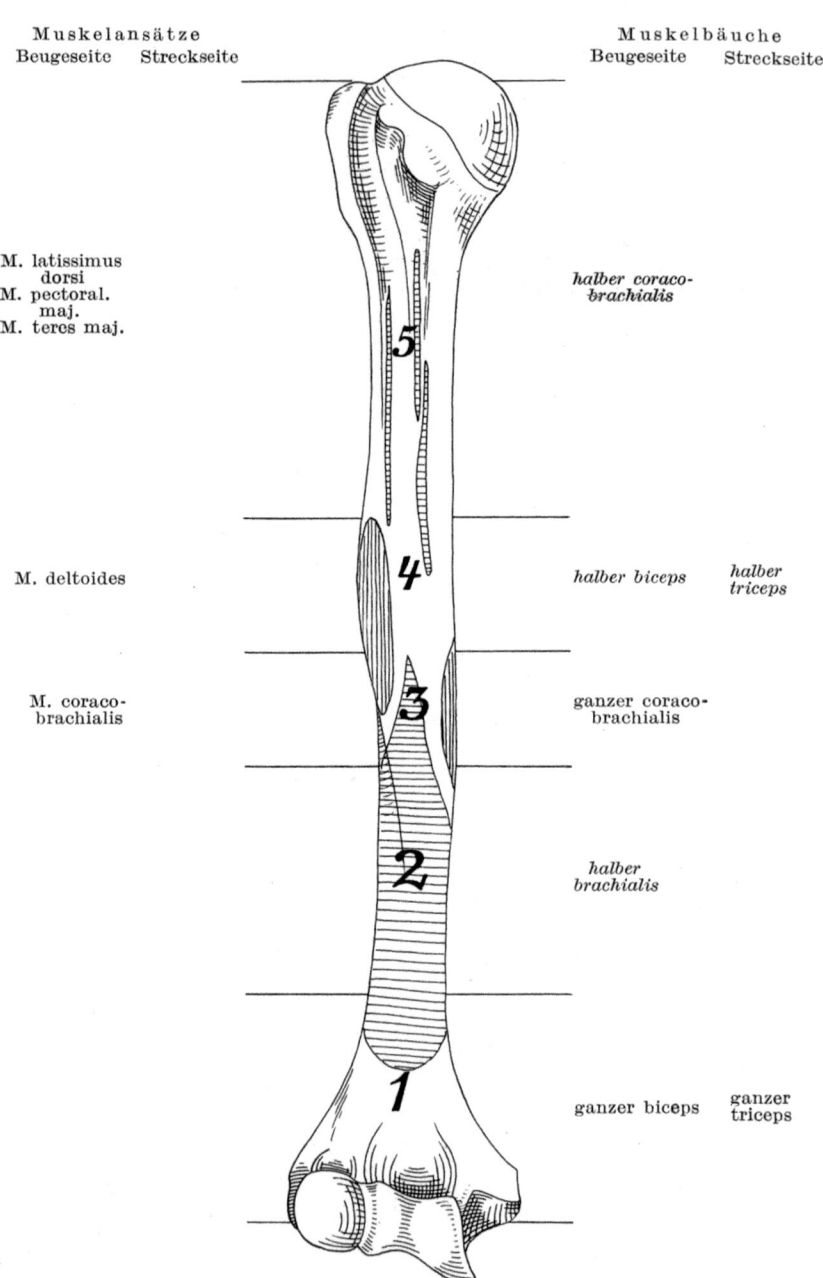

Figur 9.
Die Wert-Zonen am Oberarm.

Theoretische Überlegungen werden allmählich dazu führen, eine bestmögliche Ausnützung der Muskulatur in den einzelnen Wertzonen angeben zu können. Ob sich diese Ausnützung im Einzelfalle praktisch verwirklichen läßt, hängt von der Beschaffenheit des Stumpfes ab, dessen Ende in eine der Wertzonen zu verlegen ist.

Der Wert der einzelnen Zonen verringert sich, je mehr sie sich dem Schultergelenke nähern; er ist am höchsten zu bemessen, wenn der Oberarm unmittelbar über dem Ellenbogengelenke abgesetzt oder gar ganz nach Exartikulation des Vorderarmes im letzteren erhalten ist.

Bei der Aufstellung von Wertzonen sind ausschlaggebend erstens die Ansatzstellen von Brust- und Schultermuskeln am Oberarmknochen, sowie zweitens Ansätze, Ursprünge und die Entfaltung der Muskelbäuche der vorderen Muskelgruppe des Oberarmes. Unter den Muskeln der Schulter spielt der M. deltoides eine hervorragende Rolle durch seinen Ansatz in der Mitte des Humerus und oberhalb desselben. Die vordere Oberarmmuskulatur bestimmt die Aufstellung verschiedener Wertzonen, erstens durch den Ansatz des M. coraco-brachialis in der Mitte des Humerus und distal von ihr, zweitens durch den Ursprung des M. brachialis unterhalb der Mitte des Knochens, drittens durch die Entfaltung der Muskelbäuche des Biceps brachii und des Brachialis in distaler Richtung und viertens durch die Höhe, in welcher die Endsehnen von Biceps brachii und Brachialis in Betracht kommen.

Die hintere Gruppe der Oberarmmuskulatur, hauptsächlich als Strecker des Vorderarmes dienend, kommt bei der Aufstellung besonderer Wertzonen vorläufig nicht in Betracht. Wohl bleibt die Möglichkeit bestehen, daß die Ausnützung dieser hinteren Gruppe als Kraftquelle von verschiedener Bedeutung in Zukunft auch die Berücksichtigung besonderer Wertzonen für sie erforderlich macht.

Wir können den ganzen Oberarm in fünf Zonen verschiedenen Wertes einteilen. Sie sind gemäß der Höhe des Wertes von unten nach oben zu zählen, da der Wert mit der Kürze des Stumpfes sich verringert.

Zur Bestimmung der Höhenlage der Wertzone sei ein Oberarmbein von 30 cm Länge zugrunde gelegt. Aus den Angaben, wie die Ausdehnung einer jeden Wertzone gefunden wird, kann durch Einsetzen der wirklichen Länge des Oberarmbeines in dem Einzelfalle auch die wirkliche Höhenlage der Zonen bei ihm bestimmt werden. Die verschiedene Länge des Knochens beeinflußt dabei das Größenmaß der Ansatz- und Ursprungsfelder der Muskeln nicht. Längere Knochen haben also keine größeren Muskelfelder als kürzere aufzuweisen.

Wertzone 0. I (vgl. Fig. 9). Sie beginnt mit dem unteren Ende des Oberarmbeines und reicht etwa 6 cm empor. Eine schärfere Abgrenzung gegen die Wertzone II läßt sich nicht angeben.

Die Höhenausdehnung beträgt also am 30 cm langen Oberarmbeine die Spanne 30 cm bis etwa 24 cm.

Die Zone O. I erhält ihren hohen Wert durch die geschlossene und gesamte Masse der Strecker des Vorderarmes (M. triceps brachii) sowie durch volle Entfaltung der Beuger desselben, welche außerdem durch

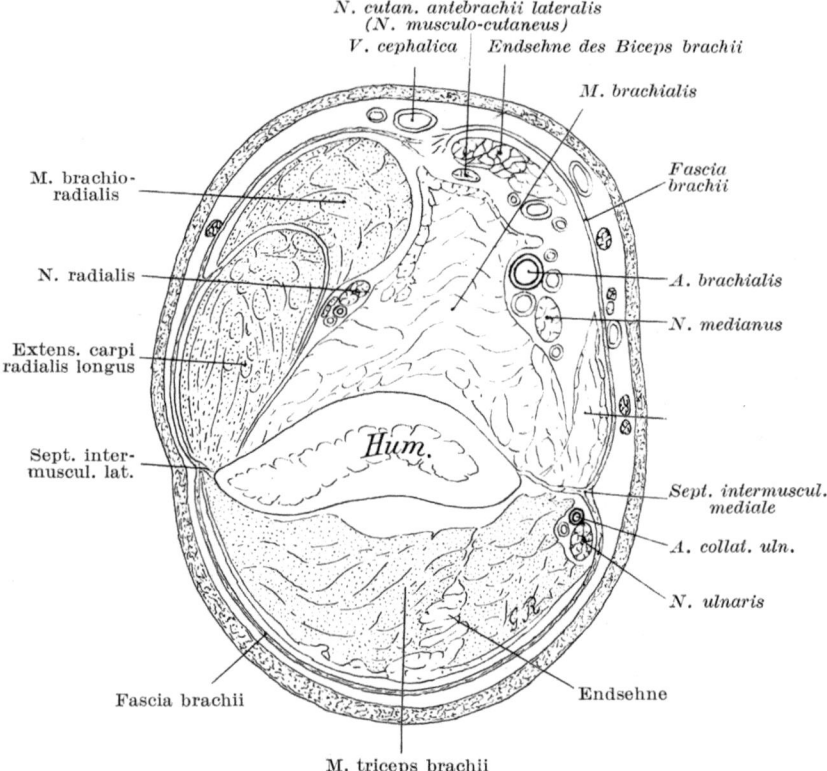

Figur 10.
Querschnitt durch den rechten Oberarm, 5 cm oberhalb des Ellenbogengelenkes. Proximale Schnittfläche. Der Schnitt fällt in die Wertzone O. I.
Durch die verschiedene Schrift soll die Zusammengehörigkeit der ventralen und dorsalen Gebilde zum Ausdrucke kommen.

die Spaltung in den oberflächlichen Biceps brachii und den tiefer gelegenen Brachialis eine verschiedenartige Verwendbarkeit ermöglichen.

Kommt die unmittelbar über dem Ellenbogengelenke befindliche Strecke dieser Zone O. I in Betracht, so treten die Endsehne der gesamten Muskeln hervor, welche die Bildung von Kraftquellen begünstigen.

Die dieser Wertzone entsprechende Strecke des Oberarmbeines besitzt für die Erhaltung von Muskelansätzen, welche auf das Schultergelenk einwirken, keine Bedeutung und darf daher bei der Schaffung möglichst günstiger Kraftquellen teilweise geopfert werden.

Die aus dieser Wertzone zu entnehmenden Kraftquellen sind sehr ansehnlich, da Beuger und Strecker für sie ganz oder größtenteils in Betracht kommen. Die Bedingungen für die Verwendung des M. brachialis werden mit der Entfernung vom Ende des Oberarmbeines ungünstiger als für die des M. biceps brachii, da der Ursprung des ersteren nur bis zur Oberarmmitte sich empor erstreckt.

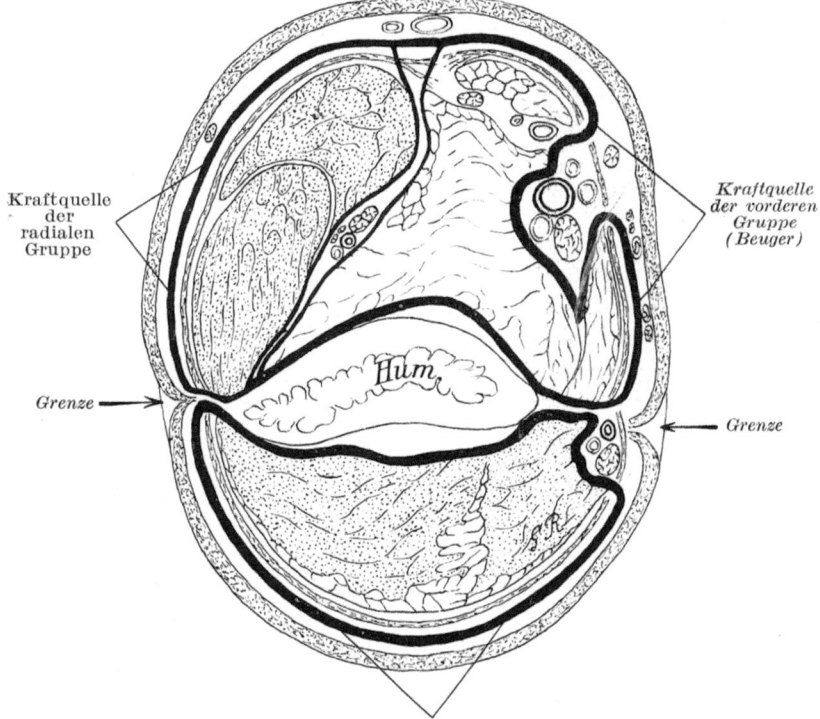

Figur 11.
Umrisse der aus den Beugern und Streckern zu entnehmenden Kraftquellen.
Die radiale Gruppe ist den Beugern zugefügt.

Die Fig. 10 bringt ein Querschnittsbild durch den Oberarm in der Höhe der Wertzone O. I. Man findet die vom Nervus radialis versorgten Muskeln dunkel, die vom Nervus musculo-cutaneus versorgten Beuger des Vorderarmes hell gehalten. Die Lage der großen Nervenstämme, Schlagadern und Adern ist für die Orientierung der Muskelgrenzen eingetragen.

Die Abbildung gibt die proximale Schnittfläche durch den rechten Oberarm wieder, wobei die Strecker abwärts, die Beuger aufwärts gerichtet sind, wie sie sich dem Operateur am Stumpfe eines rechten Armes zuwenden.

Die radiale Muskelgruppe des Vorderarmes tritt im Brachio-radialis und Extensor carpi radialis longus auf. Sie ist etwas schräg durchschnitten, daher umfangreicher als im scharfen Querschnitte.

Fig. 11 stellt die schwarz umrahmten Muskeln dar, welche für Erzeugung von Kraftquellen verwertet werden können. Es ist dabei angenommen, erstens daß die Strecker des Vorderarmes, M. triceps brachii, eine Quelle abgeben: Kraftquelle der Strecker; daß zweitens die Beuger des Vorderarmes gemeinsam mit der radialen Gruppe zur Schaffung einer zweiten Kraftquelle zusammengekoppelt werden. Da die radiale Gruppe wenig umfangreich ist, wird ihr ein geringerer Wert den Beugern gegenüber zukommen. Da sie vom Nervus radialis versorgt wird, so ist es nicht ganz sicher, ob die Vereinigung mit den Beugern funktionelle Vorteile erzielt. Die radiale Gruppe dürfte dieser Umstände wegen zunächst unberücksichtigt bleiben. Geschieht dies, so ist die Abgrenzung der Kraftquelle der Beuger, wie die Fig. 10 angibt, vorzunehmen.

Die Zerlegung der aus den Beugern entnommenen Kraftquelle in zwei Teile ist in dieser Wertzone möglich. Der Biceps würde die eine, der Brachialis die andere Kraftquelle darstellen müssen. Entfernt sich die Stumpffläche zu weit vom Ende des Oberarmbeines, so verliert der Brachialis zu viel an Umfang und beeinträchtigt dadurch das etwaige Bestreben, zwei Kraftquellen herzustellen.

Die Abgrenzung der beiden Kraftquellen ist durch die scharfe Scheidung der Muskeln gegeben.

Wertzone O. II (vgl. Fig. 9). Sie geht aus der Zone O. I ohne scharfe Abgrenzung hervor und reicht am 30 cm langen Oberarmbeine bis zur Höhe 18 cm empor, fällt also in die Strecke von etwa 24—18 cm Höhe. Sie bleibt von der Mitte etwa 3 cm entfernt. Ihre obere Grenze wäre bei verschieden langen Oberarmbeinen je durch die Hälfte deren Längen + 3 cm bestimmbar.

Das Ende des Ansatzes des M. coraco-brachialis fällt mit der oberen Grenze der Wertzone O. II zusammen.

Die Wertigkeit der Zone O. II unterscheidet sich von derjenigen der Zone O. I durch die geringere Länge der vorderen und hinteren Muskeln, vor allem aber dadurch, daß der M. brachialis in der Zone O. II aufwärts rasch an Umfang abnimmt und seinem Ursprungsbeginne sich nähert.

Der M. brachialis wird daher aufwärts allmählich wertlos bei der Herstellung einer vorderen Kraftquelle für die künstliche Hand. Für sie steht dann nur noch der Biceps brachii zur Verfügung. Die Streckmuskeln jedoch bleiben in ihr ähnlich wie in der Zone O. I verwendbar.

Der M. brachio-radialis dehnt sich in die zweite Wertzone aus. Angelehnt an den Triceps brachii und gleichwie dieser vom Nervus radialis versorgt, ist er bei Verwendung zur Kraftquelle zu den Streckern zu schlagen. Eine größere Bedeutung kann ihm dabei aber nicht zugesprochen werden.

Fig. 12. Sie gibt ein Querschnittsbild etwa durch die Mitte der Wertzone O. II. Der Schnitt ist 10 cm oberhalb des Ellenbogengelenkes ausgeführt. Die distale Schnittfläche des Stumpfes der rechten Gliedmaße kommt zur Darstellung in einer Stellung, wie der Stumpf des Verwundeten dem Operateur sich darstellt.

Der M. brachialis ist noch in voller Entfaltung und für die aus den Beugern zu entnehmende Kraftquelle benutzbar.

Fig. 13. Die schwarz umrahmte Kraftquelle der Strecker umfaßt Triceps brachii und Brachio-radialis, schließt aber auch die Fascia brachii ein. Der Nervus ulnaris und der N. radialis sind ausgeschlossen, da die Muskelwülste, welche die Kraft zu übertragen haben, diese Nervenstümpfe nicht enthalten dürfen.

Der Rahmen für die Kraftquelle der Beuger schließt in sich: Biceps brachii, Brachialis und Fascia brachii. Nervus medianus und Art. brachialis sind nicht in ihn hineinbezogen.

Der Oberarmknochen leistet für den Ansatz von Schultergelenkmuskeln keine Dienste und kann nach Bedürfnis ohne größeren Schaden eine Strecke weit geopfert werden. In der oberen Gegend der Zone O. II ist indessen der Ansatz des Coraco-brachialis am Humerus zu schonen.

Wertzone O. III (vgl. Fig. 9). Die Grenzen liegen beim 30 cm langen Humerus zwischen den Höhen 18 und 15 cm. Die obere Grenze fällt bei allen Individuen in die Mitte des Oberarmbeines, die untere ist 3 cm von ihr entfernt.

Der Ansatz des M. coraco-brachialis beherrscht die ganze Höhenausdehnung der Zone und bewertet sie.

Auch der Ansatz des M. deltoides reicht in sie hinein und macht den Knochen in ihr wertvoll als einen zu erhaltenden Teil bei der Erzeugung von Kraftquellen aus der umgebenden Muskulatur. Diese ist hinten aus dem Triceps brachii, vorn durch den Biceps brachii aufgebaut.

Der M. brachialis spielt keine Bedeutung mehr, da nur kümmerliche Ursprungsteile in der Umgebung der Ansätze des Deltoides und Coracobrachialis noch in Betracht kommen.

Bei der Erzeugung von Kraftquellen darf der Coraco-brachialis in diese nicht hineinbezogen werden. Sein Ansatz am Humerus ist zu erhalten. Er ist ein Schultergelenkmuskel und leistet der natürlichen Bewegung des Stumpfes größere Dienste als einer neu zu schaffenden Kraftquelle. Auch als Regulator für die Bewegungen des Deltoides ist er wertvoll.

30 Anatomische Darstellung der chirurgischen Aufgabe.

Längen und Massen des Triceps und Biceps brachii genügen, um diese Muskeln für die Herstellung von zwei Kraftquellen zu verwenden.

Wenn der Oberarmknochen eine Strecke weit entfernt werden muß, so sind die Ansatzsehnen von Coraco-brachialis und Deltoides mit dem Knochenstumpfe wieder zu vereinigen.

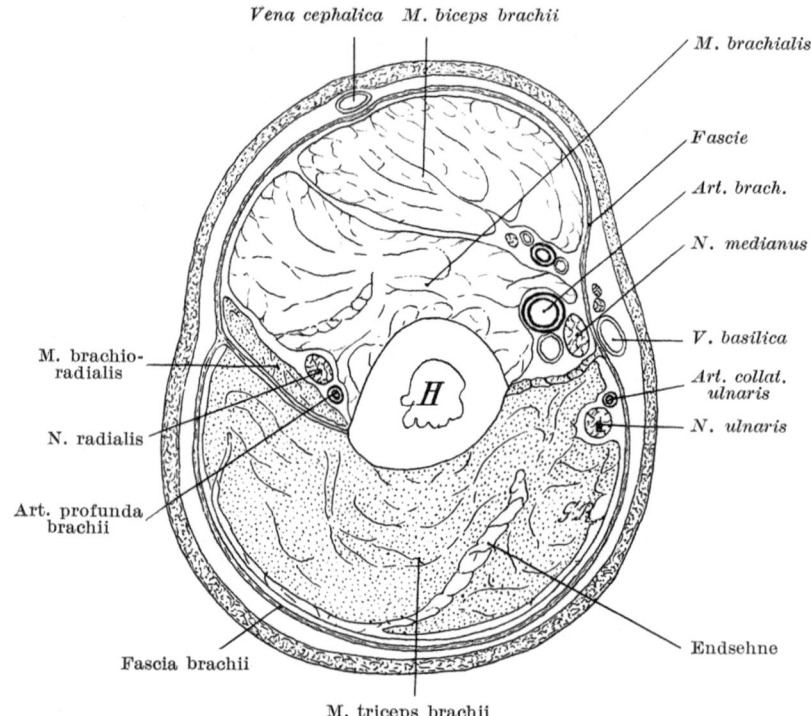

Figur 12.
Querschnitt durch den rechten Oberarm in dessen distaler Hälfte. Proximale Schnittfläche. Der Schnitt fällt in die Wertzone O. II, 10 cm proximalwärts vom Ellenbogengelenk.

Fig. 14. Sie bringt ein Querschnittsbild aus der Mitte eines rechten Oberarmes. Der Schnitt fällt bereits in das Gebiet der vierten Wertzone. Dargestellt ist wiederum die Distalfläche des Stumpfes, wie sie dem Operateur sich entgegenstellt. Der Strecker, an welchem alle Köpfe auftreten, stellt eine mächtige Fleischmasse dar. In ihr treten Ursprungs- und Endsehnen auf. Der Muskel eignet sich zur Verwendung für eine Kraftquelle. Ihm gegenüber tritt der Biceps brachii zutage, welcher zur Verwendung einer zweiten Kraftquelle bestimmt ist.

Zwischen diese beiden Muskelgruppen, welche auf das Ellenbogengelenk einwirken, schieben sich die beiden Schultergelenkmuskeln, Coracobrachialis und Deltoides mit ihren Ansätzen ein. Sie sind bei der Erzeugung von Kraftquellen für die künstliche Hand zugunsten der Bewegung des Stumpfes zu erhalten, was die Schonung des Knochens zur Folge hat.

Der M. brachialis tritt in geringfügigen Ursprungsbündeln zwischen Deltoides und Coraco-brachialis auf; er spielt hier keine Rolle mehr.

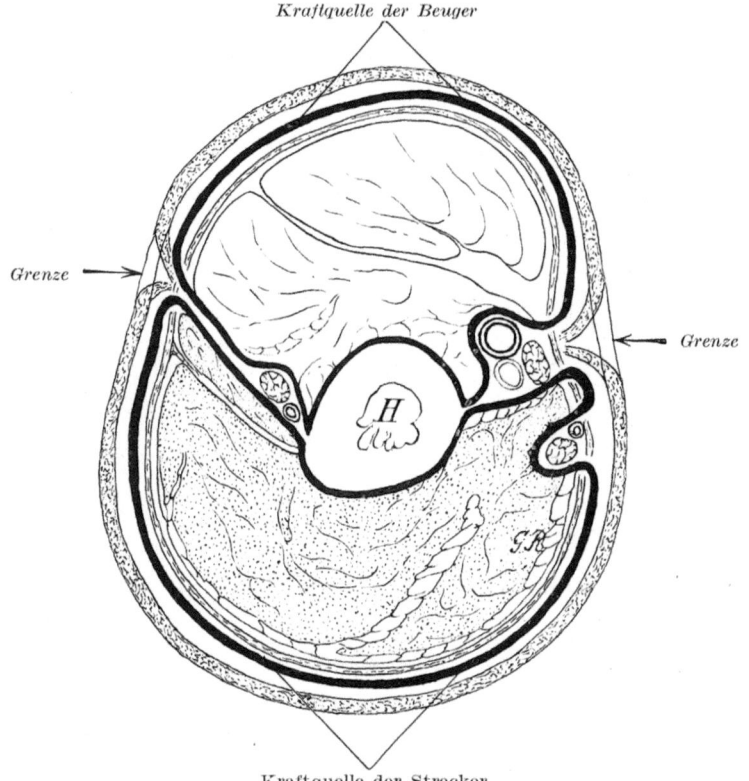

Figur 13.
Umrisse um die aus der vorderen und hinteren Muskelgruppe entnommenen Kraftquellen.

Die großen Nervenstämme (N. radialis, N. medianus, N. musculocutaneus und N. ulnaris), von Gefäßen begleitet, sind durch ihre Lage leicht zu bestimmen. Sie müssen aus den zu Kraftquellen verwendeten Muskeln durch Abtragen entfernt werden.

Die Oberarmfaszie ist gut entfaltet und für die Umhüllung der Kraftquellen gut benutzbar.

Fig. 15 gibt durch dicke Umrißlinien die beiden Muskelgruppen an, welche zu einer Kraftquelle der Strecker und zu einer der Beuger zusammenzufassen sind. Ein Teil der Fascia brachii ist in einen jeden Bezirk hineinbezogen; die Nerven sind indessen aus ihnen entfernt.

Ein Zwischenfeld zwischen Beugern und Streckern des Vorderarmes ist vom Humerus, Deltoides und Coraco-brachialis eingenommen. Es

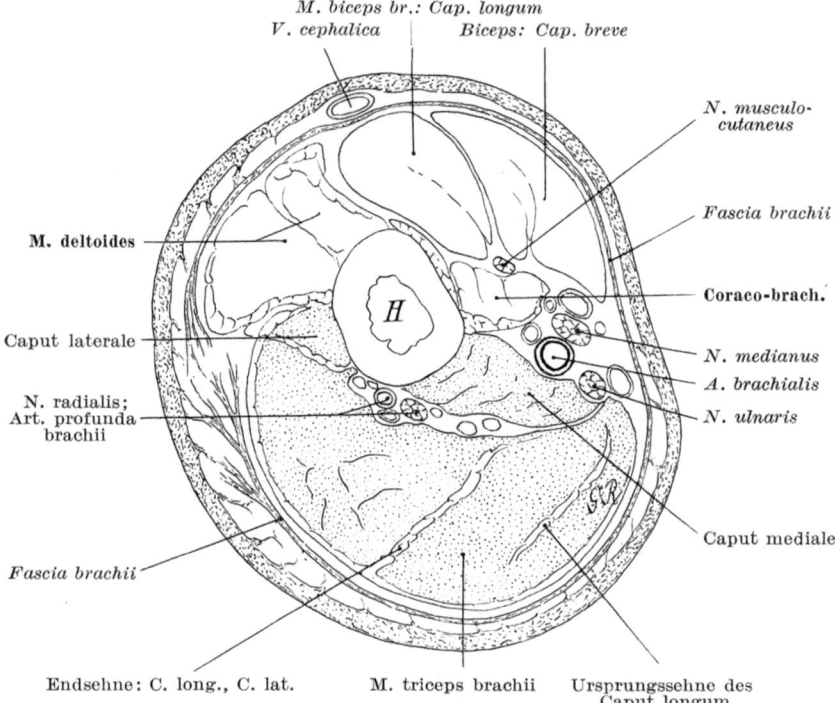

Figur 14.

Querschnitt durch einen rechten Oberarm, etwas oberhalb der Mitte. Proximale Schnittfläche. Der Schnitt fällt in die Wertzone O. IV. Lateral ist der Ansatz des M. deltoides, medial derjenige des M. coraco-brachialis zu sehen.
Die Beschriftung ist für sie wie für alle wichtigen Ansatzstellen eine besondere.

ist besonders zu überhäuten, um die Bewegungsfreiheit des Stumpfes zu schonen.

Fig. 16. Sie diene als Beispiel, wie nach der Herstellung der Kraftquellen, wofür in der dritten Wertzone Beuger und Strecker herangezogen werden, und nach eingetretener Heilung des erforderten operativen Eingriffes Kanäle durch die Muskelwülste angelegt werden. Sie werden überhäutet und sollen später je zur Aufnahme eines Stiftes dienen, von welchen aus die Kraftübertragung auf die künstliche Hand zu geschehen hat. Die Kanäle sind **Kraftangriffskanäle** oder gemäß ihrer Aufnahme der genannten Überträger **Übertragungs-** oder **Stiftkanäle**.

Wie diese Kanäle in den verschiedenen Wertzonen anzulegen seien, ist in erster Linie durch den Chirurgen zu entscheiden. Derselbe wird aber auch den anatomischen Verhältnissen hier und da Rechnung tragen müssen, denn die Berücksichtigung von Sehnen, in einen Muskelwulst

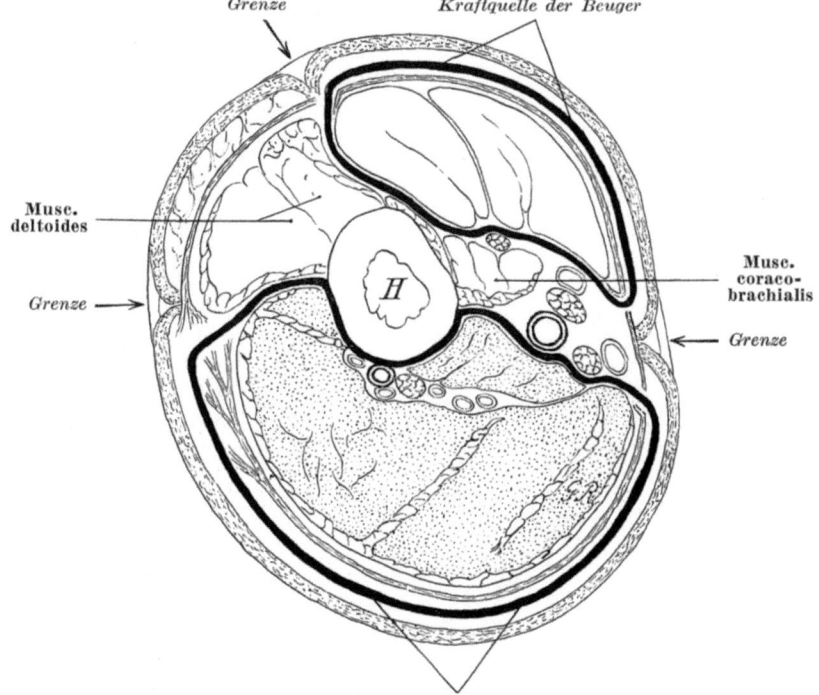

Figur 15.
Umrisse um die aus vorderer und hinterer Muskelgruppe entnommenen Kraftquellen. Zwischen sie schieben sich die Ansatzabschnitte von Deltoides und Coraco-brachialis ein.

hineinbezogen, kann für die größere Dauerhaftigkeit eines Stiftkanales von Vorteil werden.

Wertzone O. IV (vgl. Fig. 9). Sie erstreckt sich von der Oberarmmitte (15 cm) bis zur Höhe 11,5 cm. Die obere Grenze wäre also 3,5 cm über der Mitte eines jeden anderen, verschieden langen Oberarmbeines anzunehmen. Das Ansatzfeld des M. deltoides beherrscht die Zone. Da dies Muskelfeld die Mitte des Oberarmes auch nach unten oft überschreitet, so greift die Zone in die vorhergehende dritte über. Die meisten Bündel heften sich aber oberhalb der Mitte am Humerus fest, so daß die letztere als untere Grenze der vierten Wertzone ohne Schaden gelten darf.

Auch der Coraco-brachialis kann in dieser vierten Zone bereits Ansatz finden. Er und der Deltamuskel haben für die Bewegungen des Stumpfes im Schultergelenke eine so ausschlaggebende Bedeutung, daß sie in ihrer natürlichen Verbindung mit dem Humerus, wenn es nur

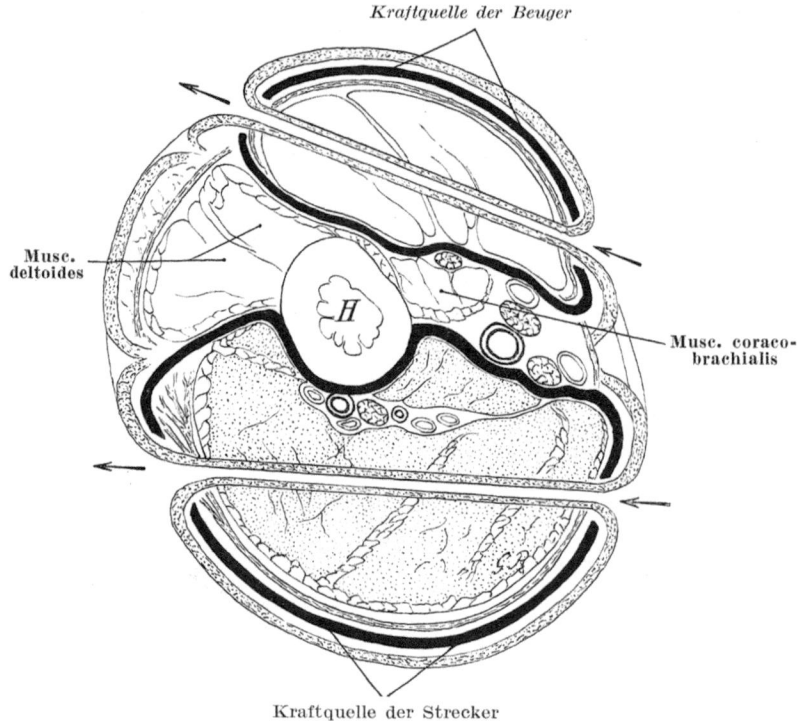

Figur 16.
Angabe der durch die beiden Kraftquellen geführten Stiftkanäle.

irgendwie möglich ist, zu erhalten sind. Der Knochen sollte bei den unvermeidlichen Nachamputationen nur auf das unbedingt notwendige Mindestmaß gekürzt werden.

Der Deltoides muß, da es möglich ist, stets zugunsten des Stumpfes in Verwendung kommen. Der Coraco-brachialis wird aber, wenn er am Humerus nicht zu erhalten ist, gemeinsam mit dem Biceps brachii der Kraftquelle der Beuger einverleibt werden können.

Strecker und Beuger sind erfahrungsgemäß (siehe den chirurgischen Abschnitt) für besondere Kraftquellen verwendet.

Die Verhältnisse liegen, abgesehen vom Coraco-brachialis, welcher eine verschiedene Verwendung erhalten kann, ähnlich wie bei der dritten Wertzone, so daß auch die Figg. 14—16 zur Orientierung in Betracht gezogen werden können.

Wertzone 0. V (vgl. Fig. 9). Ihre untere Grenze ist die Höhe 11,5 cm; die obere fällt in das Schultergelenk.

In sie entfallen die Ansatzflächen der auf das Schultergelenk einwirkenden Muskeln, mit Ausnahme des Biceps brachii, Coraco-brachialis und Deltoides. Der Stumpf verliert durch den Ausfall des letzteren die Abduktionsfähigkeit bis zur Horizontalen, behält aber nach Maßgabe der Erhaltung der Ansatzstellen der anderen Muskeln eine gewisse, sogar energische Bewegungsfreiheit, namentlich die Rotationsfähigkeit.

Vordere und hintere Muskelgruppe des Oberarmes sind in dieser Zone so kurz, daß sie mit Erfolg zur Erzeugung von Kraftquellen nicht mehr in Rechnung kommen können.

Um die Bewegungsfähigkeit des Stumpfes durch den Ausfall des Deltoides wieder zu heben, wird es in gewissen Fällen möglich sein, das Amputationsende dieses Muskels mit der Außenfläche des Oberarmbeines wieder zu vereinigen.

Irgend einen Muskel, welcher in der fünften Zone den natürlichen Ansatz bewahrt hat, für eine neue Kraftquelle zu verwerten, bedeutet eine Schädigung für den Stumpf. Ein solcher Eingriff könnte nur durch besondere Umstände gerechtfertigt werden, welche in unserer Vorstellung durch bestimmte Erfahrungen möglicherweise Gestalt gewinnen.

Ist der Oberarm im Schultergelenk entfernt, so steht dem Chirurgen eine gewaltige Muskulatur zur Verfügung, welche von ihm für die Herstellung von Kraftquellen mit verschiedenem Nutzen verwertbar ist.

Eine Besprechung der einschlägigen anatomischen Verhältnisse fällt jedoch nicht in den Rahmen der hier gestellten Aufgabe.

i) Messungen.

Es erübrigt noch, Vorschriften für die Längenbestimmung des Oberarmbeines und die Ausführung der Messungen zu geben. Zur Bestimmung der Oberarmlänge wird die Entfernung zwischen oberem Rand des Tuberculum majus und der tiefsten Stelle der Trochlea benützt. Beide Punkte sind aber am Lebenden nicht sicher zu bestimmen, und wir benützen daher für die Längenmessung am Oberarm als oberen Punkt lieber den unteren Rand des Akromion, als unteren Punkt die tiefstgelegene Stelle des Epicondylus radialis humeri. Kontrollmessungen über die Entfernung zwischen unterem Rand des Akromion und höchstem Punkte des Tuberculum majus an der Leiche ergeben Werte zwischen 2 und 6 mm.

Bei den groben Maßen, um die es sich hier handelt, bedeutet ein Meßfehler von durchschnittlich 3 mm nicht so viel, daß wir nicht die große Erleichterung, welche die Durchfühlbarkeit des unteren Randes des Akromion uns bietet, ausnützen sollen. Die Fehlerquelle war am kleinsten bei ruhig herabhängendem Arm, einer Stellung also, bei welcher auch der Chirurg in unserem Falle die Messung ausführen würde. Die Entfernung beider Punkte wird durch ihre gerade Verbindungslinie bestimmt. Die Maße werden also nicht mit Bandmaß, sondern zweckmäßiger mit dem Gleitzirkel zu nehmen sein.

Die Längenbestimmung des verletzten Oberarms kann auf zwei Wegen erfolgen. Einmal wenn wir die Länge des unverletzten Armes messen und das gewonnene Maß auf die andere Seite übertragen. Rechter und linker Arm sind zwar nie gleich lang, der Fehler aber, den wir mit dieser Art der Übertragung begehen, wird niemals wesentliche Störungen ergeben. Der zweite Weg zur Benutzung der Längenbestimmung des Armes beruht auf der Tatsache, daß ein bestimmtes Verhältnis zwischen Körperlänge und Oberarmbeinlänge vorhanden ist. Wir geben in der folgenden Tabelle eine Aufstellung Manouvriers[1]) wieder. In der ersten Reihe finden sich die Körperlängen, in der zweiten Reihe die Oberarmbeinlängen und in der dritten Reihe, weil wir sie später brauchen, die Speichenlängen:

Körperlänge	Oberarmbeinlänge	Speichenlänge
1510 mm	293 mm	211 mm
1532	296	214
1551	300	217
1570	304	220
1585	307	223
1605	311	227
1614	314	230
1624	318	234
1634	322	237
1646	326	241
1657	330	244
1666	334	247
1677	338	250
1696	342	253
1710	346	256
1734	350	259
1747	354	262
1765	358	265
1762	362	268
1810	366	271

[1]) Manouvrier, L. 1893: La détermination de la taille d'après les os des membres. Mém. de la société d'anthrop. Paris. Sér. 2. t. 4. S. 347.

Ist nach dieser Tabelle die Oberarmlänge bestimmt, so kann man mit den in der Einzeldarstellung angegebenen Zahlen die Grenzen der einzelnen Zonen für jedes einzelne Individuum berechnen. Eine grobe Kontrolle hat man in der Bestimmung der unteren Grenze des Ansatzfeldes des Deltamuskels, die am Lebenden fühlbar ist und die bis zu 2,5—3 cm unterhalb der Mitte des Oberarmbeines liegen kann. Durch die Möglichkeit, die untere Grenze des Deltamuskelansatzes zu bestimmen, gewinnen wir auf jeden Fall die Gewißheit, die Grenzlinie zwischen den beiden wertvollsten Zonen des Oberarms, zwischen Zone zwei und drei, genau angeben zu können.

3. Die Vorderarmknochen, Empfangs- und Greifbewegung, die zwei Handgelenke und die zugehörigen Muskeln.

a) Vorderarmknochen. Die beiden Vorderarmknochen liegen in der Empfangsstellung der Hand nebeneinander, die Speiche außen (Daumenseite), die Elle innen (Kleinfingerseite, Fig. 8a). Ward die Länge des Oberarmbeines gleich 30 cm angenommen, so wären die entsprechende Länge der Speiche 21,7 und die der Elle 23,3 cm. Die größere Längenentwicklung der Elle beruht auf der Länge des hinteren Zangenarmes ihres oberen Endes. Beide Knochen sind der Länge nach etwas aneinander verschoben und zwar so, daß die Speiche trotz geringer Länge weiter handwärts reicht als die Elle.

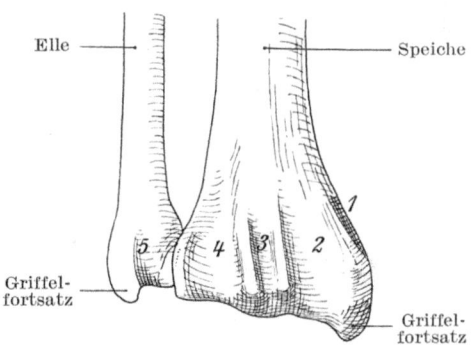

Figur 17.
Unteres Speichen- und unteres Ellen-Ende mit den Sehnenfurchen 1—5.

Dieser Umstand erklärt, warum die Hand nach der Kleinfingerseite eine größere Beweglichkeit besitzt als nach der Daumenseite.

Die dorsalen Flächen der unteren Enden von Elle und Speiche tragen Längsrinnen, welche durch schmale Leisten oder Kanten voneinander getrennt werden. Diese Rinnen zwingen die über die Handwurzel hinweglaufenden Sehnen der Hand- und Fingerstrecker zu einem ganz bestimmten Verlaufe (Fig. 17).

b) Handwurzelknochen. Die Hand wird anatomisch in drei Abschnitte zerlegt, in Handwurzel, Mittelhand und Finger (Fig. 18). Die Handwurzel ist aus acht kleinen Knochen zusammengesetzt, die untereinander durch Bänder zu einem Ganzen verbunden sind. Sie sind in zwei Reihen zu je vier Knochen angeordnet. Die erste Reihe ist dem Vorderarm zugewandt und bildet mit ihm das erste Handgelenk. Die zweite Reihe liegt der Mittelhand zu und bildet mit ihr die Handwurzel-

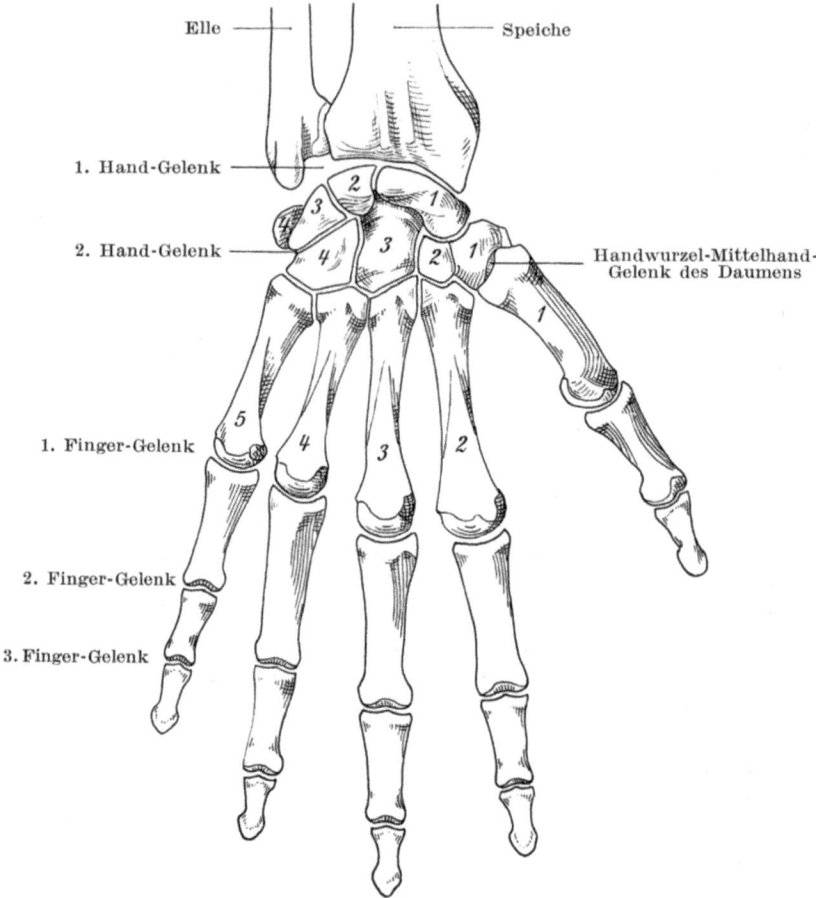

Figur 18.
Skelet der rechten Hand, von der Rückenseite gesehen. Man beachte die kleinfingerwärts abfallende Kontur der 1. Finger-Gelenke des 2.—5. Fingers.

Mittelhandgelenke. Die beiden Reihen bilden unter sich das zweite Handgelenk. Die Knochen werden in den Reihen von der Daumenseite aus gezählt. Für das erste Handgelenk bildet die Handwurzel einen Gelenkkopf, dessen Form am besten durch einen breiten, bogenförmigen Streifen dargestellt wird, den man auf den stumpfen Pol eines großen Eies aufzeichnet.

Das 2.—5. Handwurzel-Mittelhandgelenk ist fast unbeweglich und kann für diese Darstellung außer acht gelassen werden.

Die Handwurzel ist gebogen und bildet auf ihrer dem Handteller zugekehrten Seite eine breite Rinne, die **Handwurzelrinne**, welche durch Vorsprünge an Daumen- und Kleinfingerseite beider Knochenreihen noch vertieft wird. Die vier Vorsprünge werden untereinander durch eine breite, sehnige Haut verbunden, die sich wie ein breiter Deckel über die Rinne legt und sie zum Kanal, zu dem **Handwurzelkanal**, schließt.

c) Die beiden Handgelenke. Das erste Handgelenk wird am besten als Kugelgelenk mit in allen Achsen stark beschränkter Beweglichkeit aufgefaßt. Seine Pfanne wird von den unteren Enden der Speiche und einem mit dieser verwachsenen, dreieckigen Knorpel gebildet. Derselbe schiebt sich zwischen Handwurzel und Elle ein, und diese schließt sich dadurch von der Beteiligung am ersten Handgelenk aus. Den Gelenkkopf bildet die erste Handwurzelreihe.

Die Form des zweiten Handgelenkes ist eine komplizierte. Der Gelenkspalt bildet ein liegendes S. Beide Handwurzelreihen bilden jede nebeneinander einen Kopf und eine Pfanne. Die Form jeder Reihe wird aber dadurch veränderlich, daß der einzelne Knochen gegen seinen Nachbar verschiebbar und drehbar ist. Wir müssen deshalb für unsere Zwecke das zweite Gelenk gleichsam vereinfachen und es als ein Gelenk auffassen, in dem zwei Bewegungen um die aufeinander senkrecht stehenden Achsen ausführbar sind, wobei die erste Reihe allein die Pfanne, und die zweite Reihe allein den Gelenkkopf bildet.

In Normalstellung befindet sich die Hand, wenn die Fortsetzung der Achse des Vorderarms durch den ausgestreckten dritten Finger verläuft.

Aus der Normalstellung heraus führen wir mit unserer Hand vier Hauptbewegungen aus, die wir alle als Beugungen bezeichnen. Nähern wir den Handrücken dem Vorderarm, so sprechen wir von einer **Rückenbeugung**. Nähern wir den Handteller dem Vorderarm, so sprechen wir von einer **Tellerbeugung**. Drehen wir die Hand so, daß die Daumenseite dem Vorderarm zugewendet wird, so ist das eine **Speichenbeugung**, und umgedreht bezeichnen wir, wenn die Kleinfingerseite dem Vorderarm zugekehrt wird, die Bewegung als eine **Ellenbeugung**. Diese vier Hauptbewegungen werden je in beiden Handgelenken ausgeführt, und zwar drehen sich das erste Handgelenk nach R. Fick[1]) bei der Rückenbeugung um 35°, das zweite um 50°, bei der Tellerbeugung das erste Gelenk um 45—50°, das zweite um 30—35°. Der Gesamtausschlag von äußerster Rücken- zu äußerster Tellerstellung der Hand

---

[1]) R. Fick 1901: Über die Bewegungen in den Handgelenken. Abh. k. sächs. Ges. Wissensch. 1901.

würde also etwa 170° betragen, wobei auf jedes Gelenk ungefähr 85° kämen. Die äußerste Speichenbeugung ergibt für die erste Handwurzelreihe eine Drehung um 5°, für die zweite eine solche um 10°, zusammen also 15°. Die äußerste Ellenbeugung ergibt für das erste Handgelenk einen Winkel von 15°, für das zweite Handgelenk einen solchen von 25°, zusammen einen Winkel von 40°. Es ist schon oben erwähnt, daß das Weiter-Handwärtsreichen der Speiche der Grund ist, daß die Speichenbeugung beschränkter als die Ellenbeugung ist.

d) Muskeln des Vorderarmes. Wir haben an ihnen physiologisch drei Gruppen zu trennen: A. die Gruppe der Handwender, B. die Gruppe der Handgelenk-Beuger und -Strecker und C. die Gruppe der Fingerbeuger und -Strecker. Die meisten Glieder der Gruppen wirken zugleich beugend und streckend auf den Vorderarm ein.

A. Die Gruppe der Handwender.

Es bestehen zwei Empfangswender, der M. brachio-radialis und der M. supinator, und zwei Greifwender, der M. pronator teres und der M. pronator quadratus.

Der Brachio-radialis, der untere Empfangswender, entspringt an der Außenseite des unteren Oberarmbeinrandes und setzt sich an der Außenseite der Speiche dicht oberhalb des kleinen Fortsatzes an, der in der Fig. 8a als Griffelfortsatz bezeichnet ist. Der Übergang des Muskelbauches in die Sehnen erfolgt in der Mitte des Vorderarmes; die Faserbündel des Muskels sind lang. Der Nerv, ein Ast des N. radialis, erreicht den Muskel noch am Oberarm. Beim Übergang aus äußerster Greifstellung in die Mittelstellung verkürzt sich der Muskel um etwa 14 mm.

Der M. supinator, der obere Empfangswender, entspringt am äußeren Rande des unteren Oberarmbeinendes und am oberen Ellenende; er setzt sich an der Außenseite des oberen Drittels der Speiche an. Sein Ansatzfeld besitzt eine Ausdehnung von 60—70 mm. Der Muskel enthält nur kurze Faserbündel. Der Nerv, vom N. radialis abgegeben, erreicht den Muskel dicht unter dem Ellenbogengelenk. Beim Übergang aus äußerster Greifstellung in äußerste Empfangsstellung verkürzt sich der Muskel um 15 mm.

Der M. pronator teres, der obere Greifwender, entspringt am unteren inneren Ende des Oberarmbeines und setzt sich oberhalb der Mitte des äußeren Speichenrandes an. Die Länge des Ansatzfeldes schwankt zwischen 15 und 35 mm; es erreicht mit seinem unteren Rande ungefähr die Mitte der Speiche. Der Muskel enthält mittellange Faserbündel. Der Nerv stammt vom N. medianus und erreicht den Muskel in der Höhe des Ellenbogengelenkes. Die Verkürzung des Muskels beim Übergang aus äußerster Empfangsstellung in äußerste Greifstellung beträgt etwa 15 mm.

Der M. pronator quadratus, der untere Greifwender, zieht vom unteren Ende der Elle quer herüber zum unteren Ende der Speiche und nimmt mit Ursprung und Ansatz die unteren 6—7 cm der beiden Vorderarmknochen ein. Er besteht aus kurzen Faserbündeln. Der Nerv entstammt dem Medianus und erreicht den Muskel am oberen Rande, also 6—7 cm oberhalb des Handgelenkes. Seine Verkürzung beim Übergang aus äußerster Empfangsstellung in äußerste Greifstellung beträgt 8 mm.

B. Gruppe der Handgelenk-Beuger und -Strecker.

Unmittelbar auf die Handgelenke wirken zwei Beuger und drei Strecker. Je ein Beugemuskel befindet sich auf der Speiche und Elle. Zwei Strecker lagern auf der Speiche und ein Strecker auf der Elle. Zu diesen unmittelbaren Beugern und Streckern kommen, als mittelbar wirkend, die zwei Fingerbeuger und die Fingerstrecker.

Der Flexor carpi radialis, der Speichenhandbeuger, entspringt am inneren Rand des unteren Oberarmbeinendes, läuft durch die Handwurzelrinne und setzt sich an der Basis des zweiten Mittelhandknochens an. Der Übergang des Fleischbauches in die Sehne erfolgt in der Mitte des Vorderarmes. Der Muskel besitzt mittellange Faserbündel. Der Nerv wird vom Medianus abgegeben und erreicht den Muskel dicht unterhalb des Ellenbogengelenkes. Der Muskel bewirkt eine kombinierte Teller-Speichen-Beugung der Hand.

Der Flexor carpi ulnaris, der Ellenhandbeuger, entspringt an der Innenseite des unteren Oberarmbeinendes, am hinteren Zangenarm der Elle und an den oberen zwei Dritteln der Elle. Die Hauptmasse des Muskels kommt vom Oberarmbein und von hinterer Ellenzange. Diese Massen enthalten auch die mittellangen Faserbündel; während die von der Elle selbst entspringenden Bündel kurz und verhältnismäßig schwach sind. Der Ansatz des Muskels erfolgt am Erbsenbein und durch Vermittlung von Sehnensträngen an der Basis des fünften Mittelhandknochens und am Hakenbeine. Der Übergang in die Sehne erfolgt an der Grenze zwischen mittlerem und unterem Drittel des Vorderarms. Der Nerv, vom N. ulnaris abgegeben, tritt noch im Bereich der hinteren Ellenzange in den Muskel ein. Der Muskel führt eine kombinierte Teller-Ellen-Beugung der Hand aus.

Die Extensores carpi radiales, die Speichenhandstrecker, können wir für unsere Zwecke als einen Muskel betrachten. Der Ursprung liegt an der Außenseite des unteren Oberarmbeinendes und am Bandapparate des Ellenbogengelenkes, der Ansatz an der Basis des zweiten und dritten Mittelhandknochens. Der Muskel enthält lange und mittellange Faserbündel. Der Übergang in die Sehne erfolgt etwas unterhalb der Mitte des Vorderarms. Der Nerv zweigt sich vom Stamm des N. radialis ab und erreicht die Muskeln schon im Bereich des Oberarmbeines oder dicht unterhalb des Ellenbogengelenkes. Auf ihrem Weg zur Mittelhand müssen die Sehnen über die gewölbte Handwurzel, und zwar entlang dem gegen die Speichenseite gerichteten Abfall hinwegziehen. Ihr Herabgleiten auf dieser schiefen Ebene wird durch ihre Einlagerung in die bei Beschreibung der Vorderarmknochen erwähnten Rinne 2 (Fig. 17, S. 37) verhindert. Der Muskel führt eine kombinierte Rücken-Speichen-Beugung der Hand aus.

Der Extensor carpi ulnaris, der Ellenhandstrecker, entspringt im Gebiete des oberen Viertels der Elle und setzt sich an der Basis des 5. Mittelhandknochens fest. Er enthält mittellange bis kurze Faserbündel. Der Übergang in die Sehne erfolgt in der Mitte des Vorderarmes. Der Nerv stammt vom N. radialis und erreicht den Muskel an der Grenze zwischen oberem und zweitem Viertel des Vorderarmes. Der Muskel führt eine kombinierte Rücken-Ellen-Beugung der Hand aus.

Mit Hilfe dieser vier Muskeln werden die vier Hauptbewegungen in den beiden Handgelenken ausgeführt, und zwar vereinigen sich jedesmal zwei Muskeln für eine Bewegung. Die Rückenbeugung wird durch den Speichenhandstrecker und den Ellenhandstrecker, unter gegenseitiger Aufhebung der Speichen- resp. Ellenbeugung ausgeführt. Die Tellerbeugung besorgen Speichenhandbeuger und Ellenhandbeuger, wieder unter gegenseitiger Aufhebung der Speichen- bzw. Ellenbeugung. Die Speichenbeugung ist das Ergebnis der gemeinsamen Arbeit von Speichenhandbeuger und Speichenhandstrecker unter gegenseitiger Aufhebung der Rücken- bzw. Tellerbeugung. Die Ellenbeugung endlich bewirkt die gemeinsame Arbeit des Ellenhandbeugers und Ellenhandstreckers, unter gegenseitiger Aufhebung der Rücken- und Tellerbeugung.

An der Tellerbeugung beim Übergang aus der äußersten Rückenbeugestellung in die äußerste Tellerbeugestellung beteiligen sich nach v. Besser (1899)[1]:

M. flexor digitorum sublimis mit einer Verkürzung von 45 mm,
,, ,, ,, profundus ,, ,, ,, ,, 42 ,,
,, ,, pollicis longus ,, ,, ,, ,, 41 ,,
,, ,, carpi ulnaris ,, ,, ,, ,, 39 ,,
,, ,, ,, radialis ,, ,, ,, ,, 38 ,,

An der Rückenbeugung beim Übergang aus der äußersten Tellerbeugestellung in die äußerste Rückenbeugestellung beteiligen sich:

M. extensor digitorum communis mit einer Verkürzung von 40 mm
,, ,, carpi radialis brevis ,, ,, ,, ,, 40 ,,
,, ,, indicis proprius ,, ,, ,, ,, 38 ,,

---

[1] de Besser, E. 1899: L'action mécanique des muscles des doigts et du poignet. Diss. Lausanne 1899.

M. extensor carpi radialis longus mit einer Verkürzung von 34 mm
,, ,, pollicis longus ,, ,, ,, ,, 25 ,,
,, ,, carpi ulnaris ,, ,, ,, ,, 21 ,,

An der Ellenbeugung bei Übergang aus äußerster Speichenbeugung in äußerste Ellenbeugung:
M. extensor carpi ulnaris mit einer Verkürzung von 20 mm,
,, flexor ,, ,, ,, ,, ,, ,, 14 ,,

An der Speichenbeugung beim Übergang aus äußerster Ellenbeugung in äußerste Speichenbeugung beteiligen sich:
M. extensor carpi rad. longus mit einer Verkürzung von 36 mm,
,, abductor pollicis longus ,, ,, ,, ,, 21 ,,
,, extensor carpi radialis brevis ,, ,, ,, ,, 14 ,,
,, ,, ,, ,, longus ,, ,, ,, ,, 14 ,,

Während die Ansätze des Speichenhandbeugers, des Speichenhandstreckers und des Ellenhandstreckers so ziemlich in der gleichen Höhe liegen — Basen der Mittelhandknochen — und durch eine Absetzung im Bereiche der Handwurzel ausgeschaltet werden, so kann der Ellenhandbeuger seinen Ansatz an der ersten Handwurzelreihe behalten und dadurch die Hand in seinem Sinne, d. h. in Teller-Ellenbeugung dauernd verstellen.

C. Gruppe der Finger-Beuger und -Strecker.

Sämtliche Vertreter dieser Gruppe kommen hier, wo es sich um Besprechung der Eingriffe am Vorderarm und Handwurzel handelt, nur als Kraftquellen in Betracht. Wir brauchen sie deshalb nicht einzeln, sondern können sie gruppenweise besprechen.

Die Gruppe der Beuger zerfällt in zwei Schichten, die oberflächliche Schichte mit dem oberflächlichen gemeinsamen Fingerbeuger und die tiefe Schichte mit dem gemeinsamen, tiefen Finger- und dem langen Daumenbeuger. Die oberflächliche Schichte entwickelt ihre Muskelmasse an der oberen Hälfte des Vorderarmes; die vier Sehnen liegen zusammen und zu zweien gepaart übereinander, wobei die Sehnen für 3. und 4. Finger hoch, die Sehnen für 2. und 5. Finger tief liegen. Die Sehnen durchsetzen den Handwurzelkanal (Fig. 19) und liegen hier bereits nebeneinander. Der Nerv stammt vom Medianus und tritt etwas unterhalb des Ellenbogengelenkes in den Muskel ein. Die Fleischmasse besteht aus mittellangen Faserbündeln. Die tiefe Schichte hat ihre Muskelmasse in den zwei mittleren Vierteln des Vorderarms. Die fünf Sehnen sind in drei Gruppen getrennt, und zwar von der Speiche zur Elle aufgezählt: 1. Gruppe: Sehne des langen Daumenbeugers; 2. Gruppe: Sehne des Fingerbeugers für den 2. Finger; 3. Gruppe: Sehnen des Fingerbeugers für 3., 4. und 5. Finger.

Die Nerven stammen vom Medianus und Ulnaris. Der Eintritt erfolgt an der Grenze zwischen 1. und 2. Viertel des Vorderarmes. Die Muskelmasse besteht aus mittellangen Faserbündeln. Der Übergang in die Sehne erfolgt an der Grenze zwischen 3. und 4. Viertel des Vorderarmes.

Die Gruppe der Strecker zerfällt gleichfalls in eine oberflächliche und tiefe Gruppe. Die oberflächliche setzt sich aus dem gemeinsamen Strecker und dem Strecker des 5. Fingers, die tiefe aus dem Strecker des Zeigefingers, den Streckern und dem langen Abzieher des Daumens zusammen. Die oberflächliche Schichte hat ihre Muskelmasse in den oberen zwei Dritteln des Vorderarmes. Der Übergang in die Sehne erfolgt an der Grenze zwischen mittlerem und unterem Drittel. Die Sehnen laufen bei Übersetzung des Handgelenkes in den oben erwähnten Rinnen der Speiche, und zwar der gemeinsame Fingerstrecker in der Rinne 4, die Strecker des Daumens in Rinne 1 und 3 und der Abzieher des Daumens in der Rinne 1. Die Nerven für sämtliche Strecker werden vom Radialis abgegeben; ihre Eintrittsstellen liegen an der Grenze zwischen 1. und 2. Viertel des Vorderarmes. Die Muskelmassen bestehen aus mittellangen bis kurzen Faserbündeln. Bei Übergang aus äußerster Tellerbeugung in die äußerste Rückenbeugung der Hand verkürzt sich der gemeinsame Fingerstrecker um 40 mm.

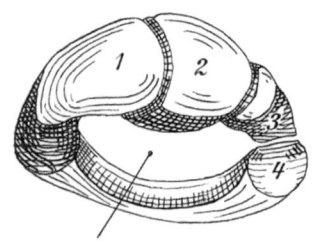

Figur 19.
Die 4 Handwurzel-Knochen der ersten Handwurzel-Reihe, von der Vorderarm-Seite aus gesehen. Man sieht die Gelenkflächen der drei ersten Handwurzelknochen für das 1. Handgelenk, die Handwurzel-Rinne und ihren Verschluß durch die sehnige Haut (Lig. carpi volare transv. superfic.) zum Handwurzel-Kanal.

Die tiefe Schichte entfaltet ihre Muskelmasse ungefähr im mittleren Drittel des Vorderarmes. Sie besteht aus kurzen und wenigen, mittellangen Faserbündeln. Der Nerv stammt wie bei allen Streckern vom N. radialis und tritt in verschiedener Weise an die einzelnen Muskeln heran. Man kann aber das mittlere Drittel des Vorderarmes als Eintrittsgebiet angeben. Bei Übergang aus stärkster Teller- in stärkste Rückenbeugung der Hand verkürzt sich der lange Daumenstrecker um 25 mm, der Strecker des Zeigefingers um 38 mm.

Der Unterschied in der Massenentwicklung der Beuger und Strecker tritt am Vorderarm noch stärker hervor als am Oberarm.

D. Die Herstellung der Kraftquellen am Vorderarm.

Sie ist um ein gut Teil schwieriger als am Oberarm und soll nicht in einem besonderen Kapitel, sondern wegen der leichteren Darstellungs-

Die Vorderarmknochen, Empfangs- und Greifbewegung usw.

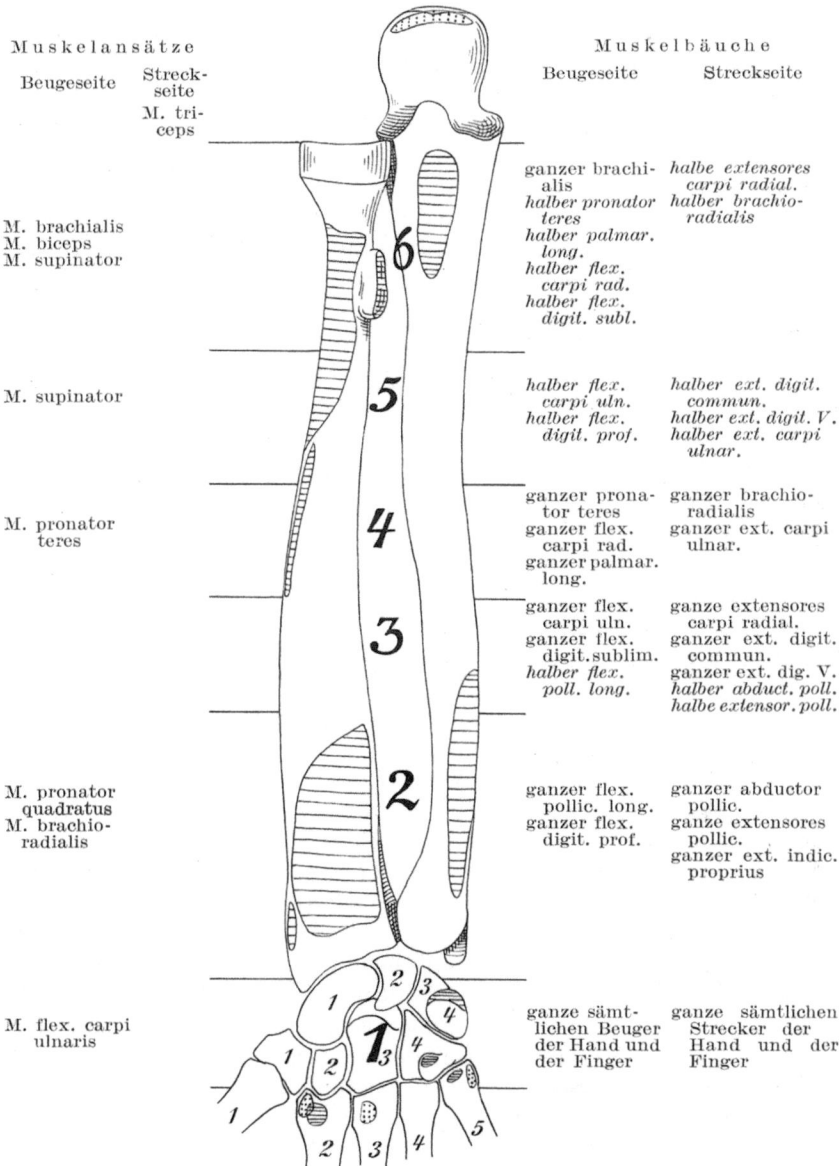

Figur 20.
Die Wert-Zonen am Vorderarm.

weise im Anschluß an die Wertzoneneinteilung des Vorderarmes besprochen werden.

E. Die Wertzonen an Handwurzel und Vorderarm (Fig. 20).

Die Wertzoneneinteilung sei wieder für einen bestimmten Fall durchgeführt, und zwar sei der Einteilung die Speichenlänge vom oberen Rand des Speichenköpfchens bis zum Griffelfortsatz zugrunde gelegt. Da für das Oberarmbein die Länge mit 30 cm angenommen worden ist, so ist ihr entsprechend die Speichenlänge mit 22 cm (genauer 21,7 cm) zu bemessen. Im übrigen sei auf die Tabelle verwiesen, in welcher für bestimmte Körperlängen die entsprechenden Längenmaße für Oberarmbein und Speiche eingetragen sind (S. 36).

Zur Orientierung diene die Fig. 20. Die Speiche wurde in natürlicher Länge gezeichnet; in die Zeichnung wurden die genauen Maße eingetragen, und das Ganze wurde dann auf die Hälfte verkleinert. In jeder Zone sind neben oberer und unterer Grenze von Muskelansätzen auch die Übergangsstellen der Muskeln in die Sehnen angegeben.

Wertzone U. I (Bereich der Handwurzel). **Bedeutung: sie erhält ihren Wert durch 1. die Erhaltung der Handgelenke, 2. die Erhaltung der Handwendgelenke, 3. die natürliche Verwendungsmöglichkeit aller Handumwendmuskeln, 4. die Verwendungsmöglichkeit der natürlichen Beuger und Strecker zu deren Bewegung, 5. die Möglichkeit zur Herstellung mehrerer Kraftquellen und endlich 6. den geringen Raumanspruch der dazu verwandten Muskelsehnen.**

Diese Wertzone wird dargestellt durch die Handwurzel. Ist es möglich, sie zu erhalten, so kann man durch Befestigen der Sehnen des Speichenbeugers, des Speichenstreckers und des Ellenstreckers an einem Punkte ihrer normalen Verlaufslinie entlang der Handwurzel fast die natürliche Beweglichkeit beider Handgelenke erhalten. Der Ellenbeuger braucht nicht vernäht zu werden, da er ja an der ersten Handwurzelreihe, und zwar an deren viertem Knochen Ansatz nimmt. Daß der Ellenbeuger, wenn er allein von allen Handgelenkmuskeln erhalten bleibt, dem Handstumpf eine falsche Stellung im Sinne der Ellen-Teller-Beugung gibt, wurde oben bereits festgestellt. In dieser Wertzone stehen sämtliche Fingerbeuger und Strecker zur Kraftquellengewinnung mit unverminderter Kraftleistung zur Verfügung. Zur Vereinigung bieten sie, vom anatomischen Standpunkte aus gesehen, sehr günstige Verhältnisse. Von der Verwendung zur Kraftquelle sind die Handgelenk-Beuger und -Strecker auszuschließen, weil sie zur natürlichen Bewegung der Handgelenke gebraucht werden. Der Brachio-radialis als Handwendmuskel ist aus einem entsprechenden Grunde ebenfalls auszuschließen.

Wertzone U. II (siehe Figg. 20, 21 und 22). Sie entfällt in die Strecke 22—15 cm und erhält ihre Bedeutung durch die Erhaltung des unteren

Ellenspeichengelenkes. Hierdurch ist die Möglichkeit gegeben, die Umwendbewegungen (Pronation und Supination), welche einer künstlichen Hand unmittelbar zugute kommen, mit allen hierzu bestimmten, natürlichen Kräften auszuführen.

Der Stumpf ist geeignet, sämtliche Beuger und Strecker sowohl des Handgelenkes als auch der Finger zur Gewinnung von besonderen Kraftquellen zu verwenden.

Der untere Greifwender (M. pronator quadratus) und der untere Empfangswender (M. brachio-radialis) sind in ihrer ganzen Ausdehnung erhalten. Sie dürfen in die neu zu bildenden Kraftquellen nicht hineinbezogen werden, da sie die Ausführung der Greif- und Empfangsbewegung zum Nutzen der künstlichen Hand sichern. Dies setzt allerdings die Nichtschädigung des unteren Ellenspeichengelenkes voraus. Ist dasselbe unbeweglich geworden, so ist die Beweglichkeit der Vorderarmknochen durch einen operativen Eingriff wieder herzustellen, da sie der künstlichen Hand große Vorteile bietet. Die beiden Muskeln sind dabei zu schonen.

Die Kraftquellen lassen sich in gleicher Weise wie innerhalb der Wertzone U. I aus den Sehnen der Beuger und Strecker gewinnen. Es kommen Beuger und Strecker des Handgelenkes sowie der Finger in Betracht. Die einfachste Forderung wäre die Herstellung von zwei Kraftquellen, wie sie auch auf Fig. 22 angegeben sind. Sie würden für die Beugung und Streckung der Finger der künstlichen Hand Verwendung finden.

Ob es zweckmäßig und auch möglich ist, diese zwei Kraftquellen zu zerlegen, um besondere für den Daumen und für 2.—5. Finger zu erhalten, läßt sich heute nicht entscheiden. Die Lösung einer solchen Aufgabe scheitert wahrscheinlich an der großen technischen Schwierigkeit, welche sowohl dem Chirurgen als auch dem Mechaniker erwächst, welcher eine dementsprechende künstliche Hand zu schaffen hat.

Fig. 21. Sie orientiert über die im Querschnittsbilde auftretende Muskulatur der 2. Wertzone. Dargestellt ist die distale Stumpffläche eines rechten Vorderarmes, wie sie dem Operateur sich darstellt. Die vom N. radialis versorgten Strecker sind dunkel, die vom N. medianus und von dem ihm verwandten N. ulnaris versorgten Beuger hell gehalten.

Beuger und Strecker treten in sehnigem Zustande zutage oder lassen die Endsehnen im unansehnlichen Fleischkörper erkennen.

Der untere Greifwender (M. pronator quadratus) tritt zwischen Elle und Speiche in voller Entfaltung auf.

Die Lage der großen Nervenstämme, des N. medianus und N. ulnaris, sind eingetragen; sie müssen bei der Herstellung der Kraftquellen abgetragen werden.

48 Anatomische Darstellung der chirurgischen Aufgabe.

Fig. 22. Die für die beiden Kraftquellen je in Betracht kommenden Muskeln sind durch geschlossene Linien scharf abgegrenzt. Zwischen den beiden Gruppen liegt das von den Vorderarmknochen und den zu erhaltenden beiden Muskeln eingenommene Feld. Der Brachio-radialis tritt in seiner Sehne, der Pronator quadratus muskulös in ganzer Ausdehnung zutage.

Wertzone U. III (siehe Figg. 20, 23 u. 24). Sie fällt in die Höhe 15 bis 12 cm eines 22 cm langen Vorderarmes. Die obere Grenze liegt 1 cm unterhalb der Mitte des letzteren.

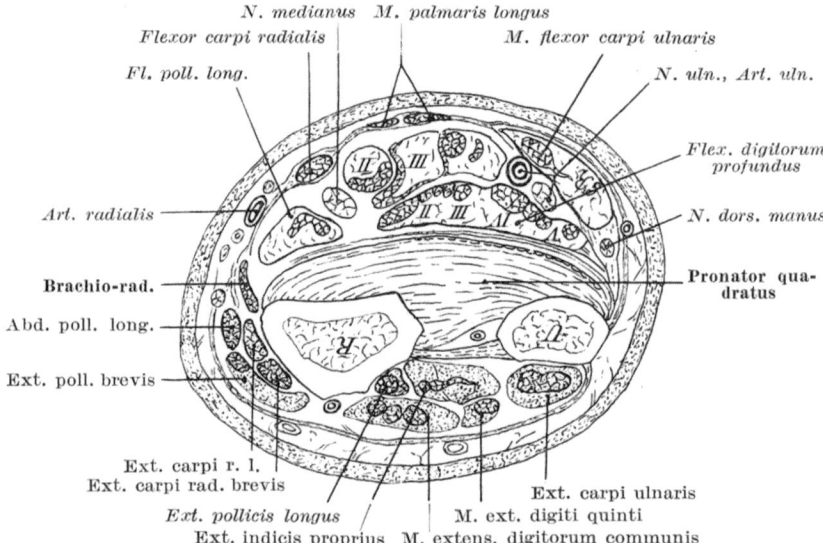

Figur 21.

Querschnitt durch einen rechten Vorderarm, oberhalb des Handgelenkes. Proximale Schnittfläche. Der Schnitt fällt in die Wertzone U. II. Der Pronator quadratus findet in ihr Ursprung und Ansatz, der Brachio-radialis den Ansatz.

In der Zone fehlen Ansätze von Muskeln, so daß die gesamte Masse der Beuger und Strecker zur Schaffung von Kraftquellen benützt werden kann. Die Vorderarmknochen dürfen nach Bedarf und ohne größeren Nachteil für den Stumpf nachamputiert werden.

Die Muskelbäuche der Beuger und Strecker der Hand sowie des oberflächlich gelegenen Fingerbeugers endigen etwa an der oberen Grenze dieser Wertzone, diejenigen des tiefen Fingerbeugers an der unteren Grenze. Hier endigen auch die Bäuche sämtlicher Strecker der Finger.

Kommt die Zone am Stumpfe in Wegfall, so erleiden lediglich die tiefen Fingerbeuger und die Fingerstrecker Einbuße an muskulöser Masse. Dieser Verlust am tiefen Fingerbeuger ist für eine aus ihm zu schaffende Kraftquelle nicht unwesentlich.

Querschnittsbilder durch die 3. Wertzone gleichen in den meisten Punkten denen durch die 4. Zone, in welcher nur der M. pronator teres eine eigene Rolle spielt (vgl. Fig. 23).

Auch die Abgrenzung der zu Kraftquellen dienenden Muskelgruppen entspricht, abgesehen vom hier fehlenden Pronator teres, den Verhältnissen der folgenden Wertzone (vgl. Fig. 24).

Wertzone U. IV (Fig. 20). Sie ist gekennzeichnet und bedeutungsvoll durch den Ansatz des oberen Greifwenders, des M. pronator teres,

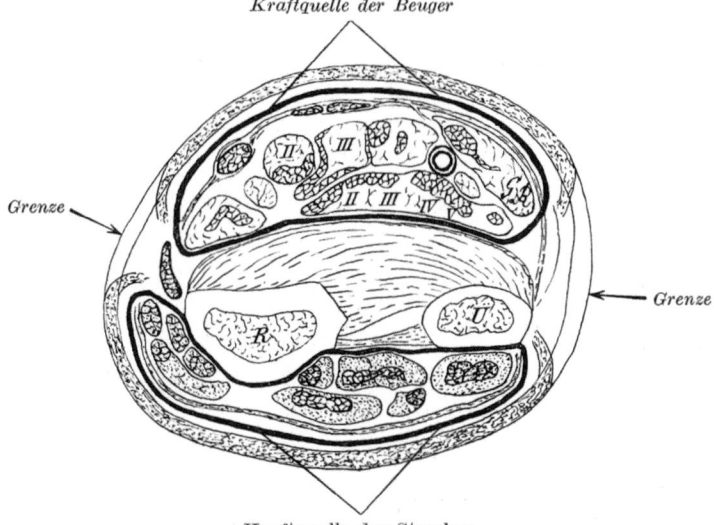

Figur 22.
Umrisse um die aus Beugern und Streckern entnommenen Kraftquellen. Zwischen ihnen lagern die in der Wertzone angehefteten Brachio-radialis und Pronator quadratus. Die Pfeile bedeuten die Stellen für die Abgrenzung der drei Gebiete.

am Radius. Diesem Ansatz schließt sich aufwärts unmittelbar derjenige des oberen Empfangswenders, des M. supinator, an.

Der Stumpf vermag durch den Besitz dieser zwei Muskeln die Handwendbewegung nach beiden Richtungen auszuführen.

Die Zone entfällt in die Höhe 12—9 cm. Die Strecke entspricht der ansehnlichen Ansatzfläche des Pronator teres.

Beuger und Strecker sind muskulös und gut entfaltet; sie eignen sich, da sie hinreichend lange Muskelmassen enthalten, zur Verwendung von Kraftquellen. Diejenigen Muskeln indessen, deren obere Ursprungsgrenze in diese Zone entfallen, werden für Kraftquellen keine wesentlichen Beiträge liefern können. Zu ihnen gehören der lange Daumenbeuger (M. flexor pollicis longus), der lange Daumenabzieher

(M. abductor pollicis longus) sowie die beiden Daumenstrecker (M. extensor pollicis brevis et longus).

Die Muskeln, welche mit ihren unteren Ursprungsgrenzen in die Zone hineinreichen, sind die tiefen Fingerbeuger und der oberflächliche Beuger des 3. Fingers. Unter ihnen büßen an Muskelmasse die tiefen Beuger am meisten ein.

Günstige Verhältnisse liegen für diejenigen Muskeln vor, deren Endsehnen bereits in der 4. Zone entwickelt sind. Sie stellen die ganze

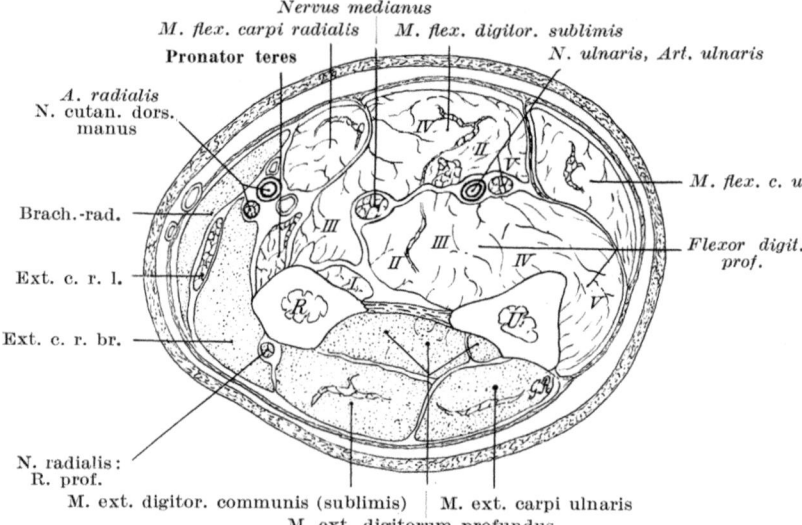

Figur 23.
Querschnitt durch die Mitte eines rechten Vorderarmes. Proximale Schnittfläche. Der Schnitt fällt in die Wertzone U. III. Der Pronator teres findet in ihr seine Anheftung.

lebendige Kraft für neu zu schaffende Quellen zur Verfügung. Zu ihnen gehören der Speichen-Hand-Beuger (Flexor carpi radialis) und die beiden Speichen-Hand-Strecker (Mm. extensores carpi radiales longus et brevis). Auch der unbeständige Palmaris longus gehört hierher.

Der obere Greifwender, M. pronator teres, welcher der Zone das besondere Gepräge gibt, ist in die Kraftquellen nicht hineinzubeziehen, da er dem Stumpfe es ermöglicht, die Greifwendbewegung noch auszuüben. Sein Ansatzfeld ist daher zu schonen.

Fig. 23 gibt das Querschnittsbild durch die Mitte eines rechten Vorderarmes wieder, und zwar ist auch hier wieder die distale Fläche eines Stumpfes in der Lage, wie sie dem Chirurgen sich zuwendet, abgebildet.

Die vom N. radialis versorgten hintere und radiale Muskelgruppen sind dunkel, die vom N. medianus und N. ulnaris versorgte Gruppe ist hell gehalten. Die großen Nervenstämme, begleitet von den Gefäßen, lassen die Abgrenzung der Muskelgruppen voneinander erkennen.

Der Ansatzteil des M. pronator teres am Radius schiebt sich zwischen Extensor carpi radialis brevis und den oberflächlichen Beuger für den Mittelfinger ein.

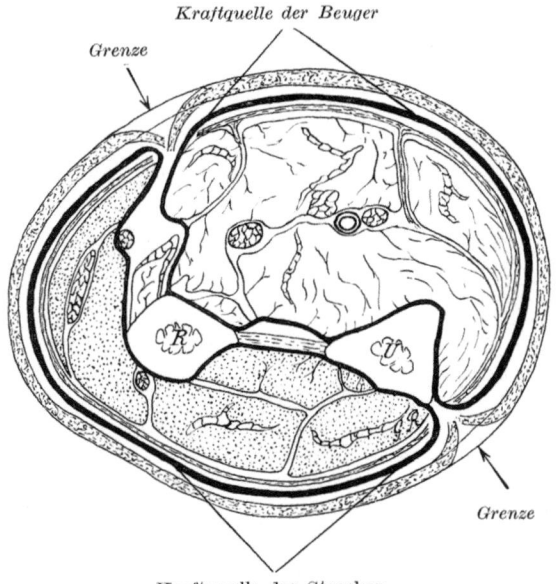

Figur 24.
Umrisse der aus den Beugern und Streckern entnommenen Kraftquellen. Zwischen sie schiebt sich der am Radius inserierte Pronator teres ein.

Fig. 24. Die hintere und die radiale Muskelgruppe sind zur Bildung einer Kraftquelle der Strecker, die vordere Muskelgruppe, mit Ausnahme des Pronator teres, ist zu einer Kraftquelle der Beuger zusammengefaßt.

Das Zwischenfeld enthält Vorderarmknochen und den Ansatz des Pronator teres am Radius. Er ist besonders zu überhäuten, unter Schonung der Ansatzfläche des Muskels. Die Nervenstümpfe wären, soweit sie nicht aus den beiden Kraftquellengebieten herauszuschälen sind, abzutragen. Die Abgrenzung der letzteren von der Haut aus ist durch die Pfeile angedeutet.

Die anatomischen Verhältnisse sprechen nicht gegen die Möglichkeit, die Kraftquelle der Beuger nochmals zu zerlegen. Die Grenze müßte in der Ebene erfolgen, in welcher der N. medianus und N. ulnaris sich befinden. Eine zweckmäßige Verwendung dieser beiden Kräfte für die künstliche Hand ist vorläufig indessen nicht zu erwarten.

Wertzone U. V (Fig. 20, 25 und 26). Sie fällt in die Höhe von 9—5,5 cm des 22 cm langen Vorderarmes.

In ihr liegt das Ansatzfeld des M. supinator oder oberen Empfangswenders, so daß die entsprechende Bewegung durch den Stumpf ausgeführt werden kann.

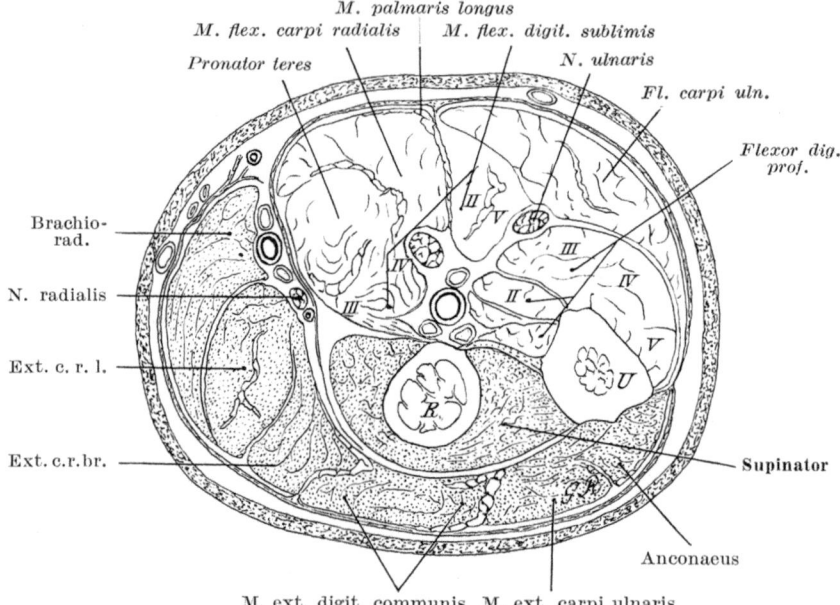

Figur 25.
Querschnitt durch einen rechten Vorderarm, 7 cm distal vom Epicondylus medialis humeri. Proximale Schnittfläche. Der Schnitt fällt in die Wertzone U. V. Der Supinator findet in ihr Ursprung und Ansatz.

Das Ansatzfeld des M. pronator teres oder oberen Greifwenders ist mit der Beseitigung der 4. Wertzone fortgefallen, so daß der Stumpf die Gegenbewegung der Empfangswendung nicht mehr ausführen kann. Der erlittene Verlust ist für denselben so schwer, daß die Vernähung des Pronator teres-Endes mit dem erhaltenen Stücke des Radius, wenn sie ausführbar ist, geschehen soll. Dadurch erst würde der bestehende Ansatz des M. supinator seinen vollen Wert zurückerhalten.

Unter allen Umständen ist der Supinator zu schonen. Andere Muskelansätze kommen hier nicht in Betracht. Der Ansatz des M. anconaeus reicht zu wenig in die Zone hinein. Die Ursprungsflächen des tiefen

Fingerbeugers und des Ellen-Handgelenk-Streckers (Ext. carpi ulnaris) ragen jedoch bis in die 5. Wertzone hinauf.

Alle Muskeln, welche oberhalb der Zone entspringen, eignen sich, allerdings nach Maßgabe der Länge des Stumpfes mehr oder weniger gut zur Verwendung von Kraftquellen. Eine Quelle kann aus den

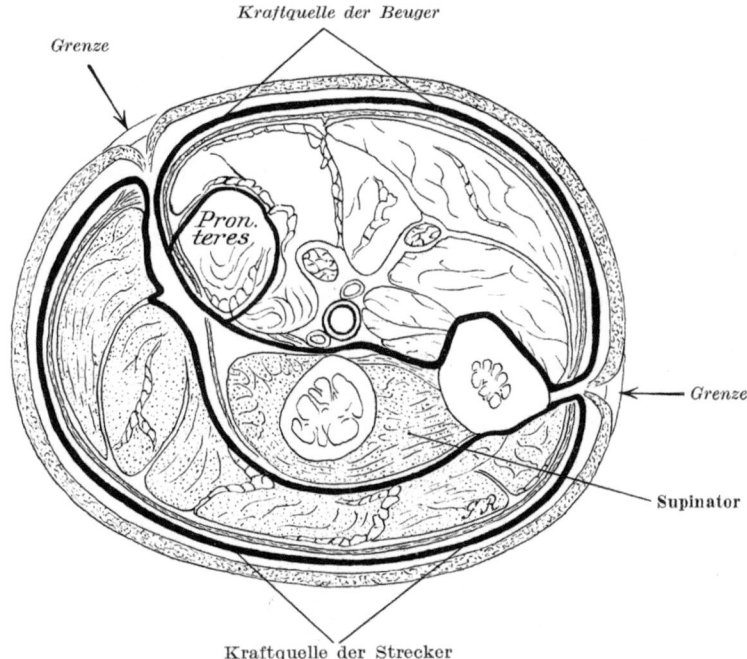

Figur 26.
Umrisse um die aus Beugern und Streckern entnommenen Kraftquellen. Zwischen sie schiebt sich der am Radius inserierte M. supinator ein. Der Pronator teres ist besonders abgegrenzt.

Beugern gewonnen werden, von welchen zur Verfügung stehen: der Speichen-Handgelenk-Beuger (Flexor carpi radialis), der lange Handtellermuskel (Palmaris longus), der oberflächlich liegende Fingerbeuger (Flexor digitorum sublimis), der Speichen-Handgelenk-Beuger (Flexor carpi ulnaris). Außerdem können die noch vorhandenen Ursprungsteile des tiefen Fingerbeugers hinzugenommen werden.

Eine zweite Kraftquelle ist aus den Streckern und der radialen Gruppe zu beziehen. Eine Bedeutung hierfür kommt zu: dem unteren Empfangswender (M. brachio-radialis), den Speichen-Handgelenkstreckern (Extensores carpi radiales longus et brevis), den gemeinsamen Finger-streckern (Ext. digitorum communis) und dem Ellen-Handgelenk-Strecker (Ext. carpi ulnaris).

Die Zone gewinnt durch die Möglichkeit, in ihr noch zwei brauchbare Kraftquellen zu gewinnen, an Wert. Dieser würde sich bedeutsam heben, wenn der Pronator teres Ansatzpunkte am Radius bewahrte, oder diese ihm aufs neue gegeben werden könnten. Ist letzteres nicht der Fall, so ist der Pronator teres mit zur Herstellung der Beuger-Kraftquelle zu verwenden.

Fig. 25. Querschnittsbild vom Vorderarm aus der 5. Wertzone. Der Schnitt ist 7 cm distal vom Epicondylus medialis humeri durch einen rechten Vorderarm gelegt worden. Die Distalfläche des Stumpfes ist in der Stellung, wie sie auch beim Verwundeten gegen den Chirurgen gewendet ist, dargestellt.

Die vom Nervus radialis versorgte, hintere und radiale Muskelgruppe ist dunkel, die vordere vom N. medianus und N. ulnaris versorgte Gruppe ist hell gehalten.

Der Musc. supinator ist in großer Ausdehnung im Ursprung (Crista supinatoria ulnae) und Ansatz (Radius) erkennbar.

Die vordere Muskelgruppe der Beuger tritt in der hohen und tiefen Lage auf. Die Nervi medianus et ulnaris bilden die Grenze zwischen beiden Lagen. Der Ursprung des Flexor pollicis longus und der Ansatz des Pronator teres entfallen nicht mehr in das Bild.

Die gut entfaltete Fascia antebrachii, angeheftet an der Ulna, umschließt Beuger und Strecker.

Fig. 26. Durch geschlossene, dunkle Linien sind die zur Kraftquelle der Strecker und der Beuger verwendbaren Muskeln zusammengefaßt worden. Einer jeden Gruppe ist der entsprechende Abschnitt der Faszie zugeteilt. Die Stämme des Nervus medianus und N. ulnaris, in ihrer Lage angedeutet, wären durch den Chirurgen abzutragen.

Aus der Kraftquelle der Beuger wäre der Pronator teres herauszuschälen, wenn er zur neuen Anheftung an den Radius sich eignete. Der Muskel ist besonders umrahmt; er befindet sich bereits in einer tiefen Lage, bedeckt vom Flexor carpi radialis.

Wertzone U. VI (Fig. 20, S. 45). Sie reicht von der Höhe 5,5 cm bis zum Ellenbogengelenke hinauf.

Die Ansatzstellen des M. supinator und des M. anconaeus sind in ihr erhalten und müssen geschont werden. Der Stumpf kann die Empfangsbewegung ausführen, die Greifwendebewegung indessen nicht, da der Ansatz des Pronator teres in Wegfall kam. Dadurch hat der Stumpf an Bedeutung viel eingebüßt; denn es fehlt der Muskel für die Gegenbewegung. Der M. anconaeus unterstützt die Streckung des Stumpfes, trägt aber vor allem zur festen Einstellung der Ulna bei.

Die Zone erhält ihren Hauptwert durch die Erhaltung der Ansätze der Beuger und Strecker des Vorderarmes. Diese werden als Biceps brachii und Brachialis mit ganzer Intensität beugend, als Triceps brachii streckend wirken.

Vorderarmmuskeln sind mit den proximalen Abschnitten ihrer Muskelbäuche erhalten. Sie werden um so geeigneter für die Gewinnung von Kraftquellen, je länger der Stumpf ist, und sind im Einzelfalle mit um so größerem Nutzen zu verwenden, je höher der Ursprung der Muskeln liegt. Der Brachio-radialis, Extensor carpi radialis longus und die von den Epikondylen ausgehenden Beuger und Strecker bieten diesbezüglich die günstigsten Bedingungen dar.

Erlauben der genügend lange Stumpf und der Erhaltungszustand der Vorderarmmuskeln die Gewinnung von Kraftquellen aus ihnen, so sind dieselben ähnlich wie in der Wertzone V zusammenzukoppeln.

Wenn die genannten Muskeln zur Erzeugung von Kraftquellen mit der erforderlichen Stärke für die Fingerbewegung der künstlichen Hand nicht ausreichen, so werden diese Kräfte aus Beugern und Streckern des Oberarmes entnommen werden müssen. Um dem Vorderarmstumpf die Bewegungsfähigkeit nicht zu rauben, darf nur je ein Teil dieser Muskeln in Anspruch genommen werden. Der Biceps brachii würde für die Beugung der künstlichen Finger sich am besten eignen. Der Brachialis bliebe für die Beugung des Stumpfes erhalten. Aus dem Triceps brachii könnten der lange und der laterale Kopf für eine neue Kraftquelle gewählt werden. Der mediale Kopf bliebe für die Streckung des Stumpfes erhalten.

4. Mittelhandknochen, Fingerknochen, Fingergelenke und die zugehörigen Muskeln des 2. bis 5. Fingers.

a) **Mittelhandknochen** (Ossa metacarpalia). An den Mittelhandknochen unterscheidet man je die Basis zur Verbindung mit den Handwurzelknochen, das Mittelstück und das Köpfchen zur Verbindung mit den Grundknochen des entsprechenden Fingers. Die Basen des 2.—5. Mittelhandknochen bilden miteinander wie die Knochen der Handwurzel eine Rinne, welche die Handwurzelrinne fingerwärts vergrößern hilft. Die Mittelstücke streben auseinander und zwar so, daß, wenn der Mittelhandknochen des 3. Fingers in der Achse des Vorderarmes steht (Normalstellung), die übrigen Mittelhandknochen radienförmig von einem Zentrum ausgehen, das im unteren Teil des Vorderarmes liegt. An jedem Mittelstück unterscheiden wir die Tellerseite, dem Handteller zugewendet, und die Rückenseite, dem Handrücken zugekehrt. Nimmt die Hand die Empfangsstellung ein, so stehen die Tellerflächen der beiden Vorderarmknochen parallel mit den Tellerflächen der Mittelhandknochen. Die

Köpfchen des 2.—5. Mittelhandknochens liegen alle in einer Ebene. Von den vier Knochen ist der zweite der längste; es folgen der dritte, der vierte und fünfte. Durchschnittlich ist der letztere nur $^4/_5$ so lang wie der zweite. Infolgedessen fällt der den Fingern zugewendete Rand der Mittelhand kleinfingerwärts ab. Über seine Verlaufsrichtung kann man

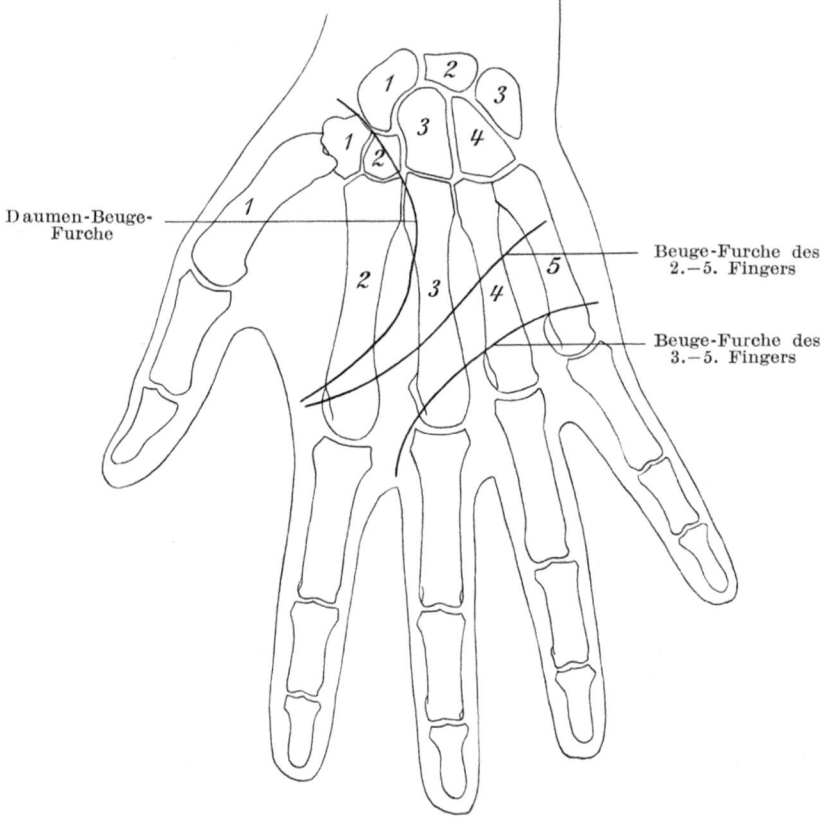

Figur 27.
Die Furchen der Mittelhand in ihrem Verhältnis zum Skelet der Hand. Nach einer Röntgen-Aufnahme.

sich ein richtiges Bild machen, wenn man die Furchen des Handtellers betrachtet (Fig. 27). Es sind deren im ganzen drei vorhanden; die eine Furche entsteht durch die Gegenstellung des Daumens als Beugefurche des Daumens, die zweite durch Beugung des 2.—5. Fingers als Beugefurche dieser, und die dritte durch Beugung nur des 3.—5. Fingers als Beugefurche dieser. Wenn wir das Daumenende der Beugefurche des 2.—5. Fingers mit dem Kleinfingerende der Beugefurche des 3.—5.

Fingers verbinden, so erhalten wir eine Linie, die ungefähr der Randlinie der Mittelhand parallel verläuft.

b) Die Fingerknochen des 2.—5. Fingers. 2.—5. Finger sind verschieden lang. Der dritte ist der längste; es folgen der vierte, der zweite und zuletzt der fünfte. Der fünfte Finger hat nur $^7/_9$ der Länge des dritten. Die Durchschnittswerte sind nach Martin[1]): für den dritten Finger 90,5 mm, den vierten 87,2, den zweiten 80,1, den fünften 68,9, den ersten 52,0.

Der 2.—5. Finger besitzen je drei Knochen: Grundknochen, Mittelknochen und Endknochen, deren Länge sich zueinander wie die Längen der ganzen Finger verhalten. An jedem Fingerknochen unterscheiden wir die Base, das Mittelstück und die Walze. Die Base vermittelt die Verbindung des Grundknochens mit dem Köpfchen des Mittelhandknochens, beziehentlich des Mittelknochens mit der Walze des Grundknochens usw.; die Walze vermittelt die Verbindung des Grundknochens mit der Base des Mittelknochens, bez. des Mittelknochens mit der Base des Endknochens. Die Mittelstücke der Grund- und der Mittelknochen sind so geformt, daß die Rückenfläche gewölbt, die Tellerfläche aber eben ist; nur die Ränder derselbem zeigen schmale niedrige Leisten. An diese setzen sich Bandmassen an, welche die ebenen Tellerflächen halb zylindrisch überbrücken und so mit ihnen Halbröhren, die **Fingerkanäle**, bilden. Die Tellerflächen der Finger-, Mittelhand- und der Vorderarmknochen fallen bei Empfangsstellung der Hand in eine Ebene.

c) Mittelhand-Fingergelenke (1. Fingergelenke). Sie liegen zwischen den Köpfchen der Mittelhandknochen und den Basen der Grundknochen. Diese Gelenke seien im nachfolgenden die **ersten Fingergelenke** genannt. Sie sind beschränkte Kugelgelenke. Nehmen wir als Normalstellung eines Fingers diejenige Stellung an, in welcher die Achsen des entsprechenden Mittelhandknochens und die Achsen der drei Fingerknochen in einer Geraden liegen, so lassen sich von ihr aus vier Hauptbewegungen ausführen: die Beugung, die Streckung, die Abspreizung von der Spreizachse aus und die Anziehung an diese. Die Spreizachse verläuft dabei durch den dritten Finger. Die Beugung im ersten Fingergelenk geht soweit, daß der Finger ungefähr im rechten Winkel zum Mittelhandknochen steht, die Streckung soweit, daß die Achse des Fingers mit der Achse des Mittelhandknochens einen Winkel von 20—30° bildet. Der ganze Bewegungsumfang zwischen stärkster Beugung und stärkster Streckung würde also zwischen 110 und 120° schwanken. Das Spreizen und Schließen der Finger wird wohl kaum künstlich herzustellen sein; ihre Darstellung kann deswegen an dieser Stelle wegfallen.

---

[1]) Martin, Rudolf 1914: Lehrbuch der Anthropologie. Jena, Gustav Fischer. 1914.

Bei der Beugung der Finger, wie wir sie beim Schließen der Hand zur Faust ausführen, stehen die Fingerspitzen in einer schrägen Linie, die in ihrem Verlauf ungefähr der Achse des Daumenballens, also dem Verlauf der ersten Mittelhandknochens entspricht. Das Widerlager gegen die sich beugenden Finger stellt also der Daumenballen dar. Das ist eine Folge der verschiedenen Länge der Mittelhandknochen und der Finger.

Die Ruhestellung des ersten Fingergelenkes ist eine leichte Beugung um etwa 15 Grad.

d) **Die eigentlichen Fingergelenke** (2. und 3. Fingergelenk). Die eigentlichen Fingergelenke liegen erstens zwischen den Walzen der Grundknochen und den Basen der Mittelknochen. Wir bezeichnen sie im nachfolgenden als **zweite Fingergelenke**. Sie liegen zweitens zwischen den Walzen der Mittel- und den Basen der Endknochen; zu bezeichnen sind sie als **dritte Fingergelenke**. Alle zweiten und dritten Fingergelenke sind Scharniergelenke. In ihnen kann von der Normalstellung aus wohl gebeugt, aber nicht gestreckt werden. Der Umfang der Beugung schwankt in den zweiten Fingergelenken an allen Fingern ziemlich gleichmäßig um 100^0, in den dritten Fingergelenken um 80^0. In der Ruhestellung stehen zweites und drittes Fingergelenk in leichter Beugestellung, die bei allen Fingern im zweiten Fingergelenk etwa 25^0 und beim dritten Fingergelenk etwa 20^0 beträgt.

e) **Muskeln der Fingergelenke** (Figur 28 u. 29). Wir benutzen zur Streckung des Fingers den gemeinsamen Fingerstrecker, den besonderen Strecker für den Zeigefinger, die Zwischenknochen- und die Spulmuskeln, zur Beugung den hochliegenden und den tiefliegenden Fingerbeuger und wieder die Spul- und die Zwischenknochenmuskeln.

Der **gemeinsame Fingerstrecker** entspringt am unteren Ende des Außenrandes des Oberarmbeines (Epicondylus radialis) und am oberen Drittel der Vorderarmfaszie; er geht an der Grenze zwischen mittlerem und unterem Drittel in seine vier Sehnen über, die durch die oben dargestellte Rinne 4 an der Speiche (Fig. 17, S. 37) über das Handgelenk hinwegzieht. Am Rücken des Grundgliedes des Fingers angelangt, geht jede Sehne in eine breite Sehnenplatte, die **Rückensehnenplatte** über, die ungefähr der halben Breite des Fingerrückens entspricht. Diese Platte teilt sich gegen die Walze des Grundgliedes zu in drei Zipfel; der mittlere derselben geht zur Basis des Mittelgliedes, die beiden seitlichen vereinigen sich wieder zu einem gemeinsamen Zipfel, der an der Basis des Endgliedes sich ansetzt. Außerdem gehen von der Rückensehne Fasern zur Kapsel der Fingergelenke. Versuche an der Leiche zeigen, daß dieser Muskel hauptsächlich den Grundknochen streckt. Erst wenn man sehr stark an dem Muskel zieht oder die Rückensehnenplatte ein Stück weit vom Grundknochen abhebt, gelingt auch die Streckung des mittleren und des Endknochens. Bei größtmöglicher

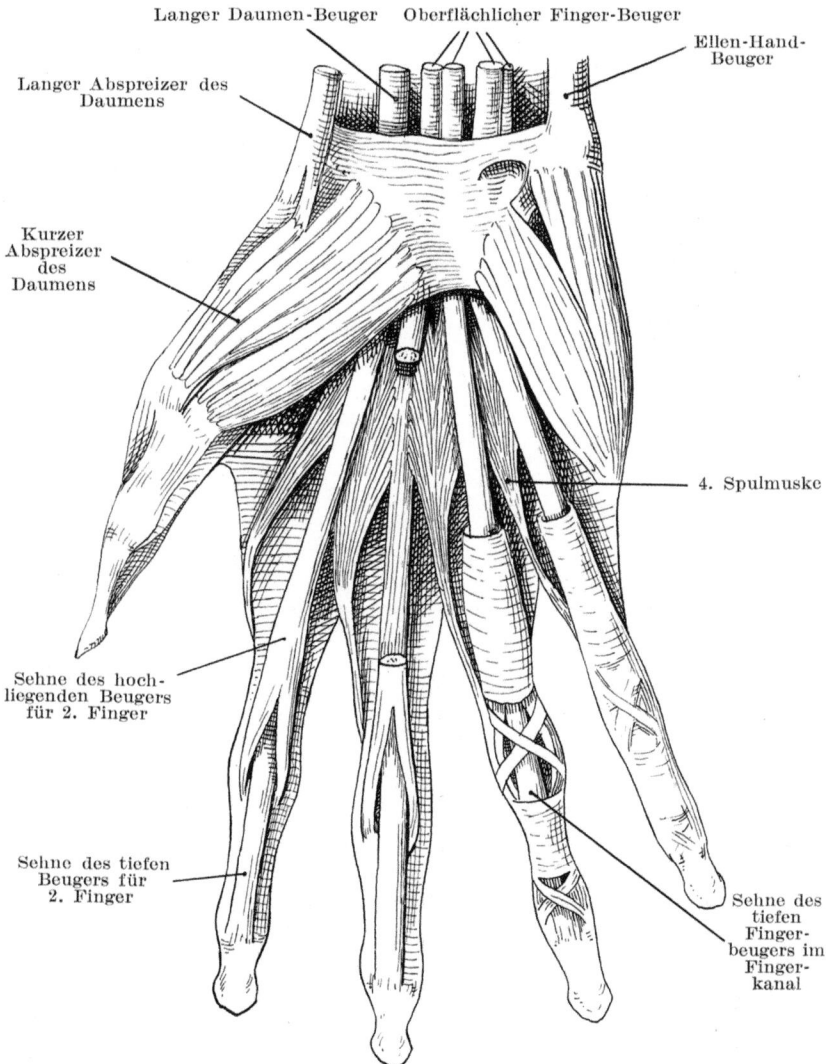

Figur 28.
Rechte Hand, von der Beugeseite aus gesehen. Am 2. Finger ist der Durchtritt der Sehne des tiefen Finger-Beugers durch den Schlitz in der Sehne des hochliegenden Beugers dargestellt. Am 3. Finger ist die Sehne des hochliegenden Finger-Beugers zum Teil entfernt, um die Ursprünge der Spulmuskeln von der Sehne des tiefen Finger-Beugers zu zeigen. Am 4. Finger sind die Bandmassen gezeichnet, welche mit den Finger-Knochen den Finger-Kanal bilden.

Streckung im ersten Fingergelenk verkürzt sich der Muskel um 13 mm, bei größtmöglicher Streckung im zweiten Fingergelenk um 6,7 mm und endlich bei größtmöglicher Streckung im dritten Fingergelenk um 3,2 mm.

Die Zwischenknochenmuskeln entspringen in den Räumen zwischen den Mittelhandknochen von den einander zugewandten Flächen derselben. Ihr Ansatz erfolgt je mit einer sich verbreiternden Sehne in die Rückensehnenplatte, und zwar in der Ausdehnung des ganzen Mittelstückes des Grundknochens. Es sind im ganzen sieben Zwischenknochenmuskeln vorhanden: zwei gehen je links und rechts zum 2., 3. und 4. Finger, einer zum 5. Finger. Sämtliche Zwischenknochenmuskeln

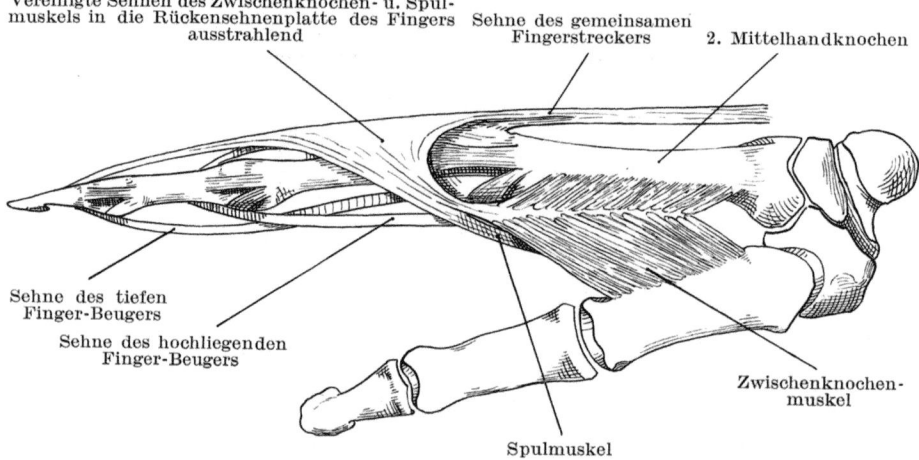

Figur 29.
Rechte Hand, von der Speichen-Seite aus gesehen, mit sämtlichen Finger-Beugern und Finger-Streckern.

liegen mit ihren Endstücken handtellerwärts von der Achse des Fingers; sie erreichen den Fingerrücken erst unmittelbar vor ihrem Übergang in die Rückensehnenplatte. Da ihre Endsehnen handtellerwärts von der Fingerachse liegen und in der Höhe des Grundknochens in die Rückensehne übergehen, so beugen sie denselben, da sie aber gleichzeitig an der Rückensehnenplatte angreifen, und zwar mittelhandwärts, so strecken sie Mittel- und Endknochen. Die Muskeln beugen also neben ihrer Spreizwirkung und Anziehungskraft den Grundknochen, strecken aber den Mittel- und Endknochen.

Die Spulmuskeln entspringen im Gebiete der Mittelhand von den Sehnen des tiefen Fingerbeugers, also an der Tellerseite der Mittelhand (Fig. 28), laufen an der Tellerseite der Basen der Grundknochen vorbei und gehen in dreieckig geformte Sehnen über, die sich im Gebiete des

Grundknochens an der Rückensehnenplatte des Fingers festsetzen (Fig. 29). Sie haben die gleiche Wirkung wie die Zwischenknochenmuskeln, d. h. sie beugen den Grundknochen, strecken Mittel- und Endknochen.

Der oberflächliche Fingerbeuger entspringt von dem unteren Ende des inneren Randes des Oberarmbeines (Epicondylus ulnaris), dem oberen Viertel der Elle und der oberen Hälfte der Speiche. Seine Muskelmasse teilt sich oberhalb der Mitte des Vorderarmes in zwei übereinander gelegene Teile, aus denen je zwei breite Sehnen hervorgehen, und zwar aus dem oberflächlich gelegenen Teile die Sehnen für 3. und 4. Finger, aus dem tief gelegenen Teile die Sehnen für 2. und 5. Finger. Alle vier Sehnen laufen durch den Handwurzelkanal (Fig. 19, S. 44), gehen in der Mittelhand radienförmig auseinander, erreichen den Fingerkanal des 2.—5. Fingers, verbreitern sich hier und laufen innerhalb desselben fast der halben Breite des Grundknochens entsprechend zur Basis des Mittelknochens. In der Mitte des Grundknochens teilt sich jede Sehne in zwei Schenkel; in der Höhe der Walze des Grundknochens vereinigen sich diese beiden Schenkel wieder und gehen dann vereinigt zur Basis des Mittelhandknochens. Durch diese Teilung und Wiedervereinigung entsteht innerhalb jeder Sehne ein Schlitz, durch welchen die entsprechende Sehne des tiefen Fingerbeugers hindurchtritt. Der Muskel beugt den Mittelknochen und mittelbar auch den Grundknochen. Bei stärkster Beugung im ersten Fingergelenk tritt eine Verkürzung des oberflächlichen Fingerbeugers im Mittel um 19,4 mm, bei stärkster Beugung des zweiten Fingergelenkes eine Verkürzung um 13,7 mm ein.

Der tiefe Fingerbeuger entspringt von den oberen drei Vierteln der Elle und geht an der Grenze zwischen drittem und viertem Viertel des Vorderarmes in vier Sehnen über. Diese verlaufen durch den Handwurzelkanal, durch die Mittelhand, erreichen den Fingerkanal des 2.—5. Fingers, durchziehen denselben zwischen den Sehnen des oberflächlichen Fingerbeugers und den Knochen, treten durch den Schlitz in der Sehne des oberflächlichen Fingerbeugers hindurch und setzen sich endlich an der Basis des Endknochens fest. Der Muskel beugt also unmittelbar den Endknochen, mittelbar Mittel- und Endknochen. Bei stärkster Beugung im 1. Fingergelenk verkürzt sich der Muskel um 19,3 mm, bei stärkster Beugung im 2. Fingergelenk um 13,4 und endlich bei stärkster Beugung im 3. Fingergelenk um 5,6 mm.

Die Sehnen beider Fingerbeuger und die Spulmuskeln liegen in einer gemeinsamen Sehnenscheide eingeschlossen, die am oberen Rand des Handwurzelkanals beginnt, sich bis in die Mittelhand erstreckt, auf der Kleinfingerseite aber weiter fingerwärts als auf der Daumenseite reicht.

f) Zusammenfassung der Muskelwirkung auf die Finger. 1. Strekkung des Fingers:

Grundknochen durch Extensor digitorum communis,
Mittelknochen durch Zwischenknochen- und Spulmuskeln und später durch Extensor communis,
Endknochen durch Zwischenknochen- und Spulmuskeln und später durch Extensor cummunis.

2. **Beugung des Fingers:**
Grundknochen unmittelbar durch die Zwischenknochenmuskeln, mittelbar durch die Fingerbeuger,
Mittelknochen unmittelbar durch den oberflächlichen Fingerbeuger, mittelbar durch den tiefen Fingerbeuger,
Endknochen durch den tiefen Fingerbeuger.

Die Beugung des Grundknochens erfolgt also durch die Zwischenknochenmuskeln, durch die Spulmuskeln und die beiden Fingerbeuger. Das Zusammenwirken dieser Muskeln ist von Interesse. Die beiden Fingerbeuger beugen: der oberflächliche unmittelbar das zweite Fingergelenk, der tiefe unmittelbar das dritte Fingergelenk. Die Zwischenknochenmuskeln und Spulmuskeln strecken das zweite und dritte Fingergelenk. Die Beugewirkung der Beuger und die Streckwirkung der Zwischenknochen- und Spulmuskeln heben sich gegenseitig auf. Es bleibt von der Wirkung der Fingerbeuger die mittelbare Beugung des Grundknochens übrig, von den Zwischenknochenmuskeln und den Spulmuskeln die direkte Beugung derselben. Das erste Fingergelenk wird also am ausgiebigsten gebeugt, wenn das zweite und dritte Fingergelenk gestreckt gehalten werden, weil sonst die Zwischenknochen- und Spulmuskeln für die Beugung nicht benutzbar sind.

g) Die Kraftquellen. Die Kraftquellen sind die gleichen wie am Vorderarm und an der Handwurzel, da mit Ausnahme der für die Erzeugung von Kraftquellen nicht in Frage kommenden Zwischenknochen-, Spul- und Ballen-Muskeln alle Muskeln bereits in ihre Sehnen übergegangen sind. Nur der Ort des Eingriffes ist verschieden. Ist auch nur ein Teil der Mittelhand erhalten, so wird sich bei Herstellung der Beugerkraftquelle ein Operieren in der Mittelhand selbst empfehlen, erstens, weil die Sehnen hier bereits zu einem Bündel vereinigt sind, und zweitens weil mit der Erhaltung ihres Verlaufes durch den Handwurzelkanal ihre günstige Angriffsrichtung auf die Finger erhalten wird. Da für die stärkste Beugung der Finger nur Verkürzungen von 19—20 mm in Frage kommen, genügen Sehnenstümpfe von 20 mm Länge. Die Überhäutung eines solch kurzen und wenig umfangreichen Sehnenstumpfes könnte man noch durch Amputation der Mittelhandknochen bis auf ihre Basen, die wegen des Ansatzes der Handbeuger aber erhalten bleiben müssen, unterstützen. Auch für die Streckerkraftquelle würde sich aus den gleichen Gründen wie für die Beuger ein Eingehen am Handrücken empfehlen.

Da bei äußerster Streckung im ersten Fingergelenk sich der gemeinsame Fingerstrecker nur um 13 mm verkürzt, so würden hier schon Sehnenstümpfe von 15 mm Länge genügen.

Wertzoneneinteilung.

Eine besondere Wertzoneneinteilung an Mittelhand und Finger ist nicht nötig, weil hier, wo das Greifen wirklich ausgeführt wird, jedes Stück den gleichen Wert besitzt und die Einteilung durch die Gliederung des Skeletes gegeben ist.

5. Mittelhandknochen, Fingerknochen, Gelenke und Muskeln des Daumens.

Form, Stellung und Gebrauch des Daumens stellen diesen Finger in Gegensatz zu den vier anderen und rechtfertigen die gesonderte Beschreibung. Der Mittelhandknochen des Daumens ist der kürzeste von allen fünf Skeletteilen. Dicht an den Zeigefinger angelegt, überschreitet er mit seinem Fingerende gerade noch die Mitte des Handtellers. Auch an ihm unterscheiden wir Basis, Mittelstück und Köpfchen. Da die Handwurzel eine tiefe Rinne bildet, und der Mittelhandknochen des Daumens gerade am Rand der Rinne eingelenkt ist, so steht er mit den übrigen Mittelhandknochen nicht in einer Ebene, sondern bei in Ruhestellung herabhängender Hand etwa Weichteil-Fingerbreite handtellerwärts von ihnen. Der Mittelhandknochen ist ferner mit seiner Längsachse so gedreht, daß er mit den übrigen Mittelhandknochen einen Winkel von 45° bildet.

a) Fingerknochen. Der Daumen ist der kürzeste aller Finger. Seine Länge verhält sich zur Länge des dritten Fingers ungefähr wie 5 : 9. Er besteht nur aus zwei Knochengliedern, dem Grundknochen und dem Endknochen. Der Grundknochen des Daumens ist kürzer als die Grundknochen der übrigen Finger, der Endknochen ist länger als die Endknochen derselben. Sonst sind die Fingerknochen ähnlich gebaut wie die Knochen der übrigen Finger. Auch bei dem Daumen wird ein Fingerkanal gebildet.

b) Das Handwurzel-Mittelhandgelenk des Daumens. Während wir die Handwurzel-Mittelhandgelenke des 2.—5. Fingers als Wackelgelenke außer acht gelassen haben, haben wir uns mit dem Handwurzel-Mittelhandgelenk des Daumens genauer zu beschäftigen. Der Anatom bezeichnet es als Sattelgelenk. Der Mittelhandknochen sitzt dem ersten Handwurzelknochen der zweiten Handwurzelreihe auf wie der Reiter im Sattel. Die Gelenkfläche des ersten Handwurzelknochens ist von der Daumenseite zur Kleinfingerseite konkav, von der Rücken- zur Tellerseite konvex; die Gelenkfläche des Mittelhandknochens ist umgekehrt gekrümmt. Im Gelenk finden zwei aufeinander senkrecht stehende Bewegungen statt, die eine um eine Speichen-Ellen-, die andere um eine Rücken-Teller-Achse, oder, um in dem Bilde zu bleiben, das dem Gelenk den Namen gegeben hat: der Reiter kann von seinem Sitz auf den Hals oder das Hinterteil des Pferdes hinaufrutschen und kann rechts und links aus dem Sattel nach abwärts gleiten. Wenn die beiden Bewegungsformen miteinander vergesellschaftet werden können, kommt eine so freie Bewegung des Gelenkes zu Stande, daß man bei Betrachtung des sich bewegenden Mittelhandknochens auf ein Kugelgelenk schließen könnte.

Bewegung um die Speichen-Ellen-Achse. Die Achse ist in Wirklichkeit keine reine Speichen-Ellen-Achse, sondern bildet infolge der Drehung des Handwurzelknochens mit ihr einen Winkel von 45°. Die wirkliche Bewegung erfolgt also schräg zu den übrigen Mittelhandknochen. Infolgedessen kann der Daumen den anderen Fingern resp. dem Handteller gegenübergestellt werden. Wir sprechen in diesem Falle von seiner Gegenstellung und von seiner Rückstellung, wenn wir ihn in die Ruhelage zurückbringen. Die Gegenstellung besitzt einen so weiten Spielraum, daß der Daumen imstande ist, mit jedem einzelnen der übrigen Finger eine Zange zu bilden. Der größte Umfang der Bewegung um diese Achse beträgt etwa 50°. Zu dieser Bewegung im Handwurzel-Mittelhand-Gelenk des Daumens kommt noch eine Bewegung des ersten Knochens der zweiten Handwurzelreihe auf dem ersten Knochen der ersten Handwurzelreihe hinzu, die im gleichen Sinne erfolgt wie die Gegenstellung.

Bewegung um die Rücken-Teller-Achse: Die Achse ist ebenfalls keine reine Rücken-Teller-Achse, sondern bildet mit ihr einen Winkel von 45°. Die Bewegungen in der Achse erscheinen als Annäherung und Entfernung des Daumens zum und vom Zeigefinger.

c) **Die Fingergelenke des Daumens.** Das erste Fingergelenk des Daumens ist wie die ersten Fingergelenke der übrigen Finger gebaut, nur hat dieses Gelenk einen bedeutend kleineren Bewegungsumfang. Einmal kann dieses Gelenk in der Regel nicht überstreckt werden wie das der übrigen Finger, und zweitens kann es gewöhnlich nur um 45° gebeugt werden. Das zweite Fingergelenk des Daumens, das dem dritten Fingergelenk der übrigen Finger nach seiner terminalen Lage entspricht, kann gebeugt, aber nicht überstreckt werden. Sein Bewegungsumfang erreicht fast 90°.

d) **Die Muskeln des Daumens.** Für die Gegenstellung des Daumens besitzen wir den Adductor pollicis und den Opponens pollicis, für die Rückstellung die Abductores pollicis und die Extensores pollicis. Ob so schmale Sehnen, wie die der Extensores pollicis, in eine Kraftquelle gefaßt und dann genügend ernährt werden können, vermag nur die Erfahrung zu entscheiden. Für uns kommen in erster Linie die Ansätze dieser Muskeln in Betracht, weil sie für die Beweglichkeit oder Nichtbeweglichkeit eines Daumenstumpfes entscheidend sind.

Der Adductor pollicis setzt sich am ersten Fingergelenk des Daumens fest. Er kommt also bei seiner Verletzung schon in Wegfall. Es sei hierbei daran erinnert, daß die Hauptmasse dieses Muskels sich an ein Sesambein ansetzt; es verlohnt der Mühe, bei einer Verletzung des Daumens nachzusehen, ob der Ansatz des Muskels nicht mit Hilfe dieses Sesambeines verlagert werden könne.

Das Ansatzfeld des Opponens pollicis findet sich in ganzer Ausdehnung am Außenrand des Mittelstückes des Mittelhandknochens. Teile von ihm können also selbst bei ausgedehnter Verletzung des Mittelhandknochens noch erhalten und benutzbar sein.

Der Abductor pollicis long. heftet sich an der Basis des Mittelhandknochens und oftmals auch am ersten Knochen der zweiten Handwurzelreihe fest. Sein Ansatz kann bei einer weitgehenden Zerstörung der Mittelhandknochen vollständig erhalten bleiben. Auf jeden Fall ist es ratsam, bei einer Verletzung des Daumenballens nachzusehen, wieviel vom Mittelhandknochen erhalten ist. Bereits ein Stück von 10 bis 15 mm Länge würde für die natürliche Ausführung der Gegenstellung und Rückstellung des Daumens genügen, weil Teile des Opponens und der ganze Abductor pollicis erhalten wären.

Der Beuger des Daumens entspringt am Vorderarm von den mittleren zwei Vierteln der Speiche und geht an der Grenze zwischen drittem und viertem Viertel in seine Sehne über. Diese läuft neben den gemeinsamen Fingerbeugern, in einer eigenen Sehnenscheide eingeschlossen und von der Sehnenscheide des gemeinsamen Fingerbeugers durch den N. medianus getrennt, durch den Handwurzelkanal und setzt sich an der Basis des Endknochens fest.

Die Strecker des Daumens, der lange und der kurze, entspringen an den mittleren zwei Vierteln der Streckseite des Vorderarmes, verlaufen jeder für sich in einer Rinne (3 und 1 der Fig. 17) der Speiche und gehen miteinander in die Rückensehnenplatte des Daumens über. Sie bilden an der Basis des Daumenballens die charakteristische als tabatière bezeichnete Grube.

6. Berücksichtigung der anatomischen Verhältnisse bei operativen Eingriffen.

Das Bestreben, die jeweilig an den Stümpfen vorliegenden anatomischen Verhältnisse voll und ganz zu berücksichtigen, erhebt sich zu gewissen Forderungen an den Chirurgen. Eine der vornehmsten unter diesen besteht in der sorgfältigen Erhaltung der Ansätze von

Muskeln, welche dem Stumpfe eine ganz bestimmte Bewegungsmöglichkeit verleihen. Sie ist immer bedeutungsvoll und kann niemals dadurch wettgemacht werden, daß solche Muskeln in die erst neu zu schaffende Kraftquelle hineinbezogen werden. Der große Nutzen eines erhaltenen Muskelansatzes für den Stumpf steht fest; dagegen kann der Vorteil des in die Kraftquelle aufgenommenen Muskels im voraus nicht sicher abgeschätzt werden.

Die Einteilung des Vorder- und Oberarms in Wertzonen nahm sorgsam Bedacht auf die Ansatzfelder der den vorliegenden Stumpf bewegenden oder ihn fest einstellenden Muskeln. Am Vorderarme spielen dabei eine Rolle der Brachio-radialis, Pronator quadratus, Pronator teres, Supinator, Biceps brachii und Brachialis, der Anconaeus und Triceps brachii (siehe S. 45).

Große Bedeutung kam am Oberarme dem Coraco-brachialis und vor allem dem Deltoides zu.

Sind die Anheftungen von Muskeln, welche der Bewegung des Stumpfes zugute kommen, zerstört, so wird sogar zu erwägen sein, ob diese Muskeln durch Neuanheftung ihrer Ansatzsehnen der natürlichen Wirkung wieder zurückgegeben werden können. Diese Frage ist beim Pronator teres und Deltoides immer zu stellen.

Eine zweite, aus den jeweilig bestehenden, anatomischen Verhältnissen sich einstellende Forderung an den Chirurgen betrifft die **Schaffung von Kraftquellen** für die Bewegung der künstlichen Hand. Für diese Kraftquellen muß die gesamte zur Verfügung stehende Muskulatur auch wirklich ausgenützt werden.

Die anatomischen Verhältnisse liegen derartig, daß in allen Wertzonen des Vorder- und Oberarms das Material für die Erzeugung von **zwei** Kraftquellen in der erhaltenen, vorderen und hinteren Muskulatur vorhanden ist. Zwei Kraftquellen sollten daher auch immer aus den Beugern und Streckern gefaßt werden, weil der Chirurg imstande ist, diese Forderung zu erfüllen. Um so mehr wird er sich dieser Aufgabe unterziehen, als die Verbindung verschieden innervierter Beuger und Strecker zu einer einzigen Kraftquelle den natürlichen physiologischen Bedingungen zuwiderläuft.

Sind zwei Kraftquellen geschaffen, so ist auch sofort an ihre **Verwendung** zu denken. Hier wird der Invalide dem unmittelbaren Einflusse des Chirurgen und des etwa vorberatenden Anatomen entzogen. Der Mechaniker, welcher Prothesen und die künstlichen Hände herzustellen hat, gewinnt eine maßgebende Stimme. Von seiner Seite würde ein Einwand gegen die Erstellung von zwei lebendigen Kräften nicht erhoben werden, selbst wenn er im Anfang nur eine Kraftquelle auszunützen verstände.

Die anatomischen Verhältnisse erlauben es, in verschiedenen Wertzonen von Vorder- und Oberarm aus der vorhandenen Muskulatur mehr als zwei Kraftquellen zu schaffen. Aus dieser Möglichkeit darf aber eine bestimmte Anforderung an den Chirurgen vorläufig nicht abgeleitet werden, da technische Schwierigkeiten hierbei zu überwinden sind, worüber nur er zu entscheiden vermag. Das Urteil bleibt daher auf den Chirurgen abgestellt. Aber auch er wird hier niemals ganz frei von sich entscheiden können, vielmehr im Auge behalten müssen, inwieweit der Techniker imstande sei, mehrere etwa geschaffene Kraftquellen zweckmäßig für die gleichzeitige Bewegung verschiedener Abschnitte der Prothesen und künstlichen Hand auszunützen.

Diesbezüglich wird der Anatom, welcher in den bewundernswerten und unendlich fein zusammengefügten Gesamtapparat der natürlich bewegten Hand einigermaßen eingeweiht ist, die größte Zurückhaltung bewahren. Sein Mißtrauen, die Natur in den fein von ihr geschaffenen Einrichtungen nachzuahmen und von letzteren das Verlorene im ganzen Umfange wieder herzustellen, wird nie zerstreut werden können.

Um so mehr verdichtet sich das Urteil bei ihm zu der Forderung an den Mechaniker, das **einfachst Erreichbare**, in größtmöglicher Vollkommenheit herzustellen. Neue Aufgaben wären erst dann zu stellen, nachdem diese Hauptforderung sich erfüllte.

IV. Chirurgischer Teil.

1. Allgemeines.

Die anatomischen Ausführungen haben uns ein klares Bild von der Verschiedenartigkeit der chirurgischen Aufgabe entworfen.

Die Einteilung der Stumpfformen ergibt sich auch für den Chirurgen aus den grundlegenden, anatomischen Unterschieden und der damit eng zusammenhängenden, funktionellen Leistungsfähigkeit. Der Wert eines Amputationsstumpfes wird z. B. weniger durch seine absolute Länge als vielmehr durch die ihm noch mögliche Bewegungsfähigkeit bedingt. Daneben ist von großer Bedeutung das Vorhandensein bestimmter Muskelkräfte, die für die Bewegung des Stumpfes an sich überflüssig, bei richtiger Ausnützung aber als Arbeitskräfte für die künstliche Hand in Betracht kommen. Hier muß der Chirurg über die Angaben des Anatomen hinaus entscheiden, ob die einer bestimmten Zone angehörende Muskulatur noch vollwertig ist. Nicht selten hat verletzende Gewalt weit unten das Glied zertrümmert, daneben aber auch höher gelegene Muskelabschnitte zerrissen und geschädigt. Sehr häufig leiden obere Bezirke auch durch sekundäre Entzündungen und Eiterungen. So kommt es, daß der Chirurg die anatomischen Angaben über die Wertigkeit eines Stumpfes durch das Ergebnis der klinischen Untersuchung ergänzen muß. Nicht selten verschiebt sich auf diese Weise die anatomische Wertzone nach oben.

Es liegt auf der Hand, daß auch die Gestaltung der chirurgischen Aufgabe dann entsprechend umzuändern ist.

Im allgemeinen aber müssen wir die vom Anatomen vorgeschlagene Einteilung der Stümpfe nach Wertzonen ohne weiteres annehmen. Nur sollte die Wertigkeit des Stumpfes im Einzelfalle unter Heranziehung wichtiger, klinischer Befunde eingeschränkt oder erweitert werden. Nicht immer behalten dann alle einzelnen Zonen ihre Bedeutung. In jedem Falle erleichtert aber die anatomische Einteilung die chirurgische Beurteilung des Stumpfes wesentlich.

Die Güte eines Oberarmstumpfes nimmt ab mit seiner Verkürzung. Ein nach der Exartikulation des Unterarmes übriggebliebener

Stumpf stellt das Maximum und ein oberhalb der Ansatzstelle des Deltamuskels amputierter Oberarm das Minimum der Leistungsfähigkeit dar.

Diese Bewertung eines abgesetzten Oberarms stützt sich zunächst auf die freie Beweglichkeit des Stumpfes selbst. Derjenige Stumpf, dem alle normalen Bewegungskräfte erhalten sind, die von dem Schultergürtel aus auf ihn wirken, wird auch dem künstlichen Glied das größte Maß an Bewegung mitteilen können. Daraus folgt, daß wir unter allen Umständen bemüht sein müssen, bei der Umgestaltung des Stumpfes für unsere besonderen Zwecke die Ansätze aller Muskeln zu schonen, die ihn selbst bewegen. Bei kurzen Stümpfen, die an dem Ansatz der vom Rumpf an den Arm tretenden Muskeln enden, kann die chirurgische Aufgabe dadurch sehr schwierig werden. Bei noch kürzeren Stümpfen wird man sogar die Bildung der Kraftquellen ohne Ablösung der Muskulatur vornehmen (vgl. unten).

Am wichtigsten ist für die Stumpfbewegung der Deltamuskel. Durch seinen Ausfall verliert der Oberarmstumpf die reichste Bewegungsquelle. Schädigungen desselben beeinträchtigen das Hochheben des Armes.

Die Bedeutung der andern, den Stumpf bewegenden Muskeln wurde im anatomischen Teil ausführlich besprochen.

Die chirurgische operative Aufgabe wird besonders von dem Vorhandensein und der Beschaffenheit der Beuger und Strecker des Unterarmes abhängen. Der Anatom hat uns ihre Lage und Abgrenzung und ihre verschiedene Wichtigkeit gezeigt. Je mehr von diesen Muskeln erhalten ist, desto leichter wird sich die Bildung des Kraftwulstes oder der Kraftwülste vollziehen. Je größer ihre physiologische Verkürzung, desto wirkungsvoller ihre Arbeit. Von diesem Gesichtspunkte aus kann ein um wenige Zentimeter längerer Stumpf in der Nähe einer Wertgrenze eine erheblich größere Leistungsfähigkeit gewinnen. Es steht ihm eben Muskulatur zur Verfügung, die kurz oberhalb schon fehlt.

Gegenüber der Bedeutung der den Stumpf bewegenden Muskulatur tritt die Länge des Knochens zurück. Ein längerer Knochen hat nur als längerer Hebelarm Bedeutung. Innerhalb der Wertzonen O. 1—3 fallen erst Unterschiede von mehreren Zentimetern praktisch ins Gewicht. Bei kurzen Stümpfen der Wertzonen O. 3—4 spielen Millimeter schon eine Rolle.

Die Wertzone O. I erlaubt dem Chirurgen die Benutzung der gesamten Muskulatur der Beuger des Vorderarmes (Biceps und Brachialis). Da beide Muskeln außerordentlich stark entwickelt sind, so kann daran gedacht werden, beide getrennt zu einer Kraftquelle umzugestalten. Der dazu nötige chirurgische Eingriff ist sehr leicht, weil eine Schonung von andern Muskelansätzen in dieser Zone nicht nötig ist. In welcher

Weise die Kraftquellen innerhalb dieser Zone gebildet werden können, zeigen sehr deutlich die anatomischen Bilder. Auch der Triceps brachii kann in diesem Abschnitt sehr gut zu einer Kraftquelle benützt werden. Nur gelingt es viel schwerer, ihn später zu ausgiebiger Tätigkeit heranzuziehen.

In der Wertzone O. 2 steht dem Chirurgen der Musculus brachialis nur noch zu einem kleinen Teil zur Verfügung, so daß er praktisch nicht ausgenutzt werden kann. Dagegen ist der Biceps in diesem Abschnitt besonders stark und gut entwickelt, so daß seine Umwandlung zum Kraftwulst leicht ist. In dieser Höhe können wir bei Bildung einer zweiten Kraftquelle aus den Streckern neben dem Triceps auch den Brachio-radialis benutzen. In den höheren Zonen bleibt der Biceps brachii als Kraftquelle erhalten, ebenso der Triceps. Selbst bei ganz kurzen Stümpfen ist ihre Verwendung noch möglich. Freilich ist die chirurgische Aufgabe dann wesentlich anders gestaltet als in den unteren Abschnitten. Ein eigentlicher Kraftwulst wird nicht mehr gebildet, sondern der Muskel in situ für die Übertragung seiner Kraft geeignet gemacht.

Auch bei den Unterarmstümpfen erleichtert die anatomische Einteilung dem Chirurgen die Arbeit. Die Wertzonen sind viel schärfer geschieden als beim Oberarm. Die Schonung der Drehmuskulatur des Unterarms sowie seiner Beuger und Strecker ist wichtig. Die Beuger und Strecker kurzer Unterarmstümpfe sind durch die Bildung der Kraftquellen sehr gefährdet. Man wird darum oft auf die Bildung eines Kraftwulstes verzichten müssen.

Der lange, sehnige Abschnitt der Unterarmmuskulatur erleichtert die anatomische Übersicht und die technische Ausführung der notwendigen operativen Eingriffe. Dagegen sind die Ein- und Ausheilungsbedingungen in den sehnigen Teilen der Muskeln ungünstiger als oberhalb. Aus diesem Grunde werden wir die **Kraftquellen im großen und ganzen lieber aus den Muskeln selbst bilden**, und zwar unter der Voraussetzung, daß eine entsprechende Verkürzung der Knochen um 1—2 cm funktionell nicht ins Gewicht fällt. Unterhalb der dritten und vierten Wertzone des Unterarms würden wir also praktisch eine Verkürzung der Knochen durch die günstigeren Verhältnisse für die Bildung des Kraftwulstes rechtfertigen können. Bei ganz kurzen Unterarmstümpfen ist die Funktion im Ellenbogengelenk gewöhnlich noch erhalten. Jedenfalls läßt sich durch Übung und Vorbereitung des Kranken sicher eine Beugung bis über einen rechten Winkel und vollständige Streckung erreichen. Dagegen stößt die Bildung eines ausreichenden Kraftwulstes aus der Muskulatur des Unterarmes auf Schwierigkeiten. Es kommt alles darauf an, die Ansätze der vom Oberarm an die Unterarmknochen herantretenden Muskeln zu schonen. In diesem Falle empfiehlt es sich, die Kraftquelle aus den Hand- und Fingerbeugern auf der ulnaren Seite zu bilden. Hier können wir die Muskulatur bis zum Gelenkende ablösen, ohne die wichtigen Muskeln, die für die Bewegung des Stumpfes dienen, zu schädigen.

Bei den Operationen in den höheren Wertzonen verlangen der Pronator teres und der Supinator Berücksichtigung. Eine kurze Ablösung der Ansätze dieser Muskeln läßt sich bei der Bildung der Kraftwülste oft nicht verhindern. Dann sollte man Sorge tragen, daß sie mit dem Periost abgeschoben und nach Schluß der Operation oberhalb fixiert werden. Die anatomischen Bilder zeigen sehr übersichtlich, wie die zu einer Kraftquelle herangezogenen Muskeln im Bereich der einzelnen Wertzonen des Unterarms abgegrenzt werden.

Die anatomische Wertung der Stümpfe ermöglicht also dem Chirurgen ein schnelles und sicheres Entscheiden über die Wahl des besten Operationsgebietes. Vor allen Dingen kann er auch bald ein Urteil gewinnen, welcher Teil der Muskulatur des Stumpfes zur Bildung der Kraftwülste herangezogen werden kann, und welcher Abschnitt unter allen Umständen geschont werden muß. Schließlich hängt auch die Möglichkeit der Verkürzung der Knochen von dieser Überlegung ab. Die Wichtigkeit einer genauen, anatomischen und funktionellen Untersuchung eines jeden Stumpfes bedarf kaum noch weiterer Begründung. Von dem Ausfall der Prüfung der Muskulatur hängt der ganze Operationsplan ab. Freilich ist das endgültige Urteil über den Wert der vorhandenen Muskulatur oft erst nach wochenlanger Beobachtung möglich. Nicht selten ist, namentlich bei älteren Stümpfen, die Muskulatur so atrophisch und leblos, daß wir weder anatomisch noch funktionell ein Urteil über ihre Gruppierung und Leistungsfähigkeit gewinnen können. Dann sollte durch vorbereitende Maßnahmen zunächst die Muskulatur gekräftigt und entwickelt werden, bis es gelingt, ihre Anordnung und Tätigkeit genau zu untersuchen.

2. Die chirurgische Umgestaltung der Operationsstümpfe.

Die technisch-operative Aufgabe, die nach abgeschlossener Voruntersuchung und Behandlung des Invaliden an den Chirurgen herantritt, ist eine zweifache: **Die Bildung der Kraftwülste aus der Muskulatur und ihre Umwandlung zu Kraftquellen für die künstliche Hand.**

a) Die Bildung der Kraftwülste.

Die Bezeichnung „Kraftwulst" gibt am besten Form und Aussehen der plastisch umgestalteten Stumpfmuskulatur wieder. Die Beuger oder Strecker, die für unseren besonderen Zweck bestimmt sind, werden vom Knochen losgelöst und von ihrer Umgebung scharf abgegrenzt. Durch eine allseitige Überkleidung dieser Muskelabschnitte mit Haut entsteht am Amputationsstumpf eine wulstartige Auftreibung, die charakteristisch ist.

In diesem Wulst konzentriert sich gewissermaßen die noch vorhandene Kraft der Muskulatur. Um ihm eine genügende Arbeitsleistung zu ermöglichen, muß neben gehöriger Kraft eine genügende Zusammenziehung zur Verfügung stehen. Nach unseren Erfahrungen kann die Verkürzung eines Kraftwulstes von $1^1/_2$ bis 2 cm als Minimum bezeichnet werden. Die Kraft, die dem Wulst zur Verfügung steht, sollte wenigstens 5—6 kg betragen. Es würde sich daraus als Minimum der Arbeitsleistung (Produkt von Kraft und Weg) 10—12 kg/cm ergeben. Diese Mindestforderung ist bisher immer erreicht worden. In den meisten Fällen stehen sogar erheblich größere Kräfte zur Verfügung. Leistungen der Wülste von 70—80 kg/cm wurden mehrfach erzielt.

Die Bildung des Kraftwulstes erfordert längere klinische Vorarbeit. Die Bedeutung einer genauen Untersuchung der anatomischen Verhältnisse und funktionellen Möglichkeiten der Stumpfmuskulatur wurde schon hervorgehoben. Im besonderen wäre vor Ausführung der Operation noch zu entscheiden, ob die Verkürzung der Muskulatur genügend ist, und ob zueinander gehörende Muskeln, wie z. B. Biceps und Brachialis, gleichwertig arbeiten. Es kann die Hubhöhe des Biceps erheblich sein und die des Brachialis gering. Die Vereinigung beider Muskeln zu einem Kraftwulst würde eine Verkürzung bedingen, die hinter derjenigen des zweiköpfigen Armbeugers allein zurückbliebe. Trotz Summierung der Einzelkräfte kann die Arbeitsleistung dadurch geringer werden. In einem solchen Falle wäre die getrennte Verwendung der Muskeln vorzuziehen.

Nicht selten werden einzelne Muskeln trotz langer Übung nicht arbeitsfähig. Meist verhindern narbige Fixationen am Knochen und in der Umgebung eine genügende Verschiebung der Muskulatur. Seltener bestehen Störungen der Innervation oder ischämische Degenerationen des Muskelgewebes. Der nur mechanisch behinderte Muskel kann nach operativer Lösung beweglich und arbeitsfähig werden. Der gelähmte Muskel kommt dagegen für die Bildung einer Kraftquelle selbstverständlich nicht mehr in Betracht.

Jede notwendige Voruntersuchung und Vorbehandlung eines Amputationsstumpfes für unsere besondere Aufgabe sind kurze Zeit nach der Absetzung des Gliedes leicht. Die Invaliden haben noch das Gefühl der verlorenen Hand oder des Armes. Die normalen Bewegungen können mit der Stumpfmuskulatur ausgeführt werden; die einzelnen Gruppen heben sich anatomisch und funktionell scharf voneinander ab. Allmählich aber verliert sich diese Fähigkeit, die Muskeln werden schlaff und atrophisch. Nach einiger Zeit ist ihre willkürliche Bewegung verschwunden. Diese Umwandlung der Stümpfe tritt oft sehr bald ein. Einzelne Invaliden haben schon 4—5 Wochen nach der Absetzung des Gliedes die Erinnerung an sämtliche Bewegungen der Hand verloren. Nur in seltenen Fällen bleibt die Vorstellung viele Monate erhalten. So war ein Feldwebel 4 Monate nach Verlust des rechten Armes noch in der Lage jeden Muskel des Stumpfes ausgiebig zu bewegen. Ihm stand gegenüber ein Kriegsfreiwilliger, der schon 4 Wochen nach Amputation des Unterarms im oberen Drittel das Gefühl für die Hand und ihre Bewegung vollständig verloren hatte. Es war ihm unmöglich, die geringste Bewegung mit Beugern und Streckern der Hand auszuführen.

Längere Zeit nach der Absetzung des Gliedes ist die Stumpfmuskulatur meist wie tot. Dann können die Schwierigkeiten einer richtigen Beurteilung des Stumpfes groß werden. Nur nach genauer Beobachtung und täglicher Übung wird sie ermöglicht. Die Übung besteht anfangs in passiver Bewegung der Muskulatur. Erst später beginnt die Erziehung des Kranken zu willkürlicher Bewegung seiner Stumpfmuskulatur. An diesen Übungen, die am besten unter Leitung eines Arztes oder eines geschickten Wärters vorgenommen werden, sollte der Invalide selbst geistig teilnehmen. Er muß die Bedeutung der Übungen verstehen und die funktionelle Verschiedenheit der einzelnen Muskelgruppen begreifen.

Nach einiger Zeit sieht man den Erfolg der Übungen. Die Stumpfmuskulatur zeigt kleinste unregelmäßige Kontraktionen, die sich gleichzeitig mit der Arbeit der oberhalb gelegenen, erhaltenen Muskulatur einstellen. Erst viel später und allmählich beobachtet man auch Bewegungen im Stumpfe selbst, die unabhängig von der oberhalb gelegenen Muskulatur auftreten. In diesem Stadium nimmt das Interesse des Invaliden an unserer Aufgabe zu. Er verfolgt mit Aufmerksamkeit die kleinen Leistungen und sucht sie zu vergrößern. Bei geschickten Leuten stellen sich gewöhnlich sehr bald bemerkbare Fortschritte ein. Bei lässigen bedarf es dagegen oft vieler Wochen, bis eine genügende Funktion der Stumpfmuskulatur erreicht ist. Auch für den Arzt ist eine genaue Beobachtung der Art des Ablaufes und der Größe der Kontraktionen von Bedeutung. Sehr häufig erkennt er, daß eine genügende Verkürzung der Stumpfmuskulatur an sich sehr wohl möglich ist, daß aber narbige Fixationen am Knochen oder an den Gegenmuskeln sie ausschließen. Hier wird durch die operative Lösung für die Verschiebbarkeit der Muskulatur gesorgt. In selteneren Fällen wird die elektrische Untersuchung Entartungsreaktion nachweisen und damit den Erfolg einer plastischen Operation von vornherein in Frage stellen.

Diese Übungen sind in allen Stadien der Stumpfheilung angezeigt. Nur bei fortschreitender Entzündung oder schlechtem Allgemeinzustand müssen sie aufgeschoben werden.

Auffällig ist, daß die Beuger ganz allgemein am frühesten und ausgiebigsten ihre Funktion wieder gewinnen. Die Strecker bleiben meist lange Zeit unbeweglich und zeigen auch später nur dann kleinste Zuckungen, wenn gleichzeitig eine Verkürzung der Beuger erfolgt. Diese Beobachtung steht im Einklang mit der physiologischen Auffassung über die Muskeltätigkeit. Sie bestätigt die Annahme, daß alle Beuger die Hauptarbeitskräfte darstellen. Ihnen gegenüber haben die Strecker eine leichtere Aufgabe. Nach Schluß der Beugertätigkeit bringen sie das bewegte Glied in die Anfangsstellung zurück. Daneben kommt ihnen während der Arbeit der Beuger eine mehr ausgleichende, regulierende Tätigkeit zu, die als „Dosierung der Kraft" bezeichnet werden kann. So wird z. B. ein bestimmter Grad des Faustschlusses durch Zusammenarbeit von Beugern und Streckern erreicht.

Auch bei unseren operierten Kriegsinvaliden kann man sehr schön die gegenseitige Abhängigkeit der Strecker und Beuger beobachten. Jede kräftige Kontraktion der Beuger wird von einer leichten der Streckmuskulatur begleitet. Durch diese Tatsache wird für die Zukunft wenigstens auf die Möglichkeit hingewiesen, durch physiologisch richtige Verwendung der Streckmuskulatur als zweite Kraftquelle der „künstlichen Hand" eine mehr als nur mechanische Wirkung zu verschaffen.

Die Hauptaufgabe der Arbeit wird jedenfalls immer den Beugern zufallen. In einigen Fällen wird man sogar die Streckmuskulatur als hindernd überhaupt ausschalten müssen. Nur sehr geschickten und willensstarken Menschen gelingt es durch große Übung, beide der Muskelgruppen getrennt zu innervieren, zur Arbeit heranzuziehen und zu gleichwertigen Kraftquellen umzubilden. Diese Leute machen sich allmählich von der angewöhnten Koordination der Bewegungen von Beugern und Streckern unabhängig. Denjenigen Invaliden aber, die diese Fähigkeit erlernen, steht eine besonders wirkungsvolle Ausnutzung ihrer Kraft in Aussicht. Man wird bei ihnen aus Beugern und Streckern je eine Kraftquelle bilden. Beide können getrennt zu je zwei verschiedenen Arbeistleistungen herangezogen werden. Außerdem ist es aber durchaus möglich, sie zur Erzielung einer zusammengesetzten Bewegung oder ausgiebigeren Regulierung einer einfachen gemeinsam wirken zu lassen.

Aus den bisherigen Ausführungen folgt, daß in jedem Einzelfalle genau überlegt werden muß, wie die Bildung des Kraftwulstes in bezug auf die Wahl der Muskulatur und die anatomische Lokalisation zu erfolgen habe. Anderseits aber ist es doch möglich, für die häufigsten

Formen der Amputationsstümpfe gewisse Operationstypen aufzustellen, die ohne oder mit nur geringer Veränderung im Einzelfalle zur Anwendung kommen können. Die Entscheidung, ob man beim Stumpf nur eine, zwei oder gar mehrere Kraftwülste bilden solle, kann ebenfalls nicht allgemein getroffen werden. Man wird sich nach der Intelligenz des Invaliden, nach dem Beruf, vor allem aber auch nach der Beschaffenheit der vorhandenen Muskulatur richten müssen. Der Beruf gibt uns an, ob einfachere oder zusammengesetzte Bewegungen mit der künstlichen Hand geleistet werden müssen oder nicht.

Entschließt man sich zur Anlage von zwei Kraftwülsten, so muß weiter entschieden werden, ob sie aus Beuge- und Streckmuskulatur, oder beide aus je einem Teil der Beugemuskulatur zu bilden sind. Die Verwendung der Streckmuskulatur empfiehlt sich nur da, wo sie in hohem Maße selbständig und unabhängig von der Beugemuskulatur ihre Funktion erlernt hat.

Eine weitere sehr wichtige Frage ist die Verkürzung des Knochens. Hier geben uns die anatomischen Untersuchungen die Unterlagen für eine richtige Beurteilung mit Rücksicht auf die Funktion. Innerhalb zweier Grenzlinien einer Wertzone ist die Verkürzung des Knochens durchaus ohne Schaden, unter Umständen sogar mit Rücksicht auf bessere Wundverhältnisse zu empfehlen. Das, was an der Länge des Hebelarmes für die Bewegung der Prothese verloren geht, wird reichlich aufgewogen durch günstigere Bedingungen für die Kraftwulstbildung. Nur im Ansatzgebiet wichtiger Muskeln, die für die Bewegung des Stumpfes von Bedeutung sind, muß eine Verkürzung unter allen Umständen vermieden werden.

Der Chirurg sollte für eine möglichst frühzeitige, plastische Umwandlung des Stumpfes für die neuen Zwecke besorgt sein. Je früher die Operation ausgeführt wird, desto aussichtsvoller ist sie. Bei den Kriegsinvaliden bestehen meistens große Schwierigkeiten. Die ungünstigen Wundverhältnisse, die die Heilung der meisten Amputationsstümpfe verlängern und erschweren, bringen den Aufschub der notwendigen Operation um viele Monate mit sich. Hinzu kommt, daß die Stümpfe meist sehr schlecht sind. Die Indikation zur Amputation gaben Fäulnis, Gasbrand, Eiter- oder Entzündungsprozesse. Mit einfachem Zirkelschnitt wurde das Glied abgesetzt, ohne besondere Stumpfversorgung. Lang eiternde, fistelnde, schlecht granulierende Stümpfe sind die notwendige Folge. Hinzu kommt die Rückbildung der Stumpfmuskulatur. Nicht selten läßt ein derartiger Stumpf kaum noch das Relief der Muskeln erkennen. Man hat vielmehr den Eindruck, als sei der Knochen lediglich mit Haut überzogen. Nur in ganz wenigen Fällen konnte bei schwerer Zertrümmerung eines Gliedes in den vordern Formationen eine aseptische, ideale Amputation ausgeführt werden. Im allgemeinen sind wir vor die Aufgabe gestellt, bei alten, schlecht verheilten, granulierenden und fistelnden Stümpfen die Operation vorzunehmen.

Diese Beschaffenheit der Stümpfe erleichtert uns, dem Invaliden eine zweite Operation vorzuschlagen. Er geht meist darauf ein, namentlich wenn Schmerzen bestehen oder die Form des Stumpfes die Anbringung eines Ersatzgliedes ausschließt. Nur wenige Invaliden lehnen trotz sehr schlechter Beschaffenheit des Stumpfes die vorgeschlagene Operation ab. Sie wollen den Verlust oder die Kürzung der Rente vermeiden. Andere fürchten sich vor neuen Schmerzen und Leiden. Sie stehen noch so sehr unter der Einwirkung ihrer Kriegserlebnisse und besonders ihrer Verwundung, daß sie den Eingriff schwerer einschätzen, als er ist. Der psychischen Verfassung solcher Invaliden muß der Arzt Rechnung tragen. Er wird nicht zu der Operation zureden, sondern ruhig abwarten. Nicht selten bitten dann die Invaliden nach einigen Wochen von selbst um Ausführung des Eingriffs.

Hat man durch sorgfältige Vorarbeit die Muskulatur genügend gekräftigt, so kann die plastische Operation vorgenommen werden. Infolge der schlechten Beschaffenheit der Stümpfe wird man sehr häufig bei granulierenden Wunden und Fisteln den Eingriff ausführen müssen. Es empfiehlt sich dann die Fisteln einige Tage vorher zu spalten und die granulierenden Stellen auszuschneiden oder auszubrennen. Trotzdem kann man in solchen Fällen mit einem glatten Heilungsverlauf nicht rechnen. Selbst bei geschlossenen Stümpfen kommt es oft zu Entzündungen und Eiterungen im Operationsgebiet, trotz größter Vorsicht und Asepsis. Es handelt sich eben um ein ungünstiges Gewebe, das mit schlummernden Entzündungserregern durchsetzt ist. Darum muß mehr noch als sonst bei diesen Operationen für gute Blutstillung und für sauberes Arbeiten gesorgt werden. Bei ausgedehnter Narbenbildung nach langer und schwerer Eiterung kann es sogar zu ernsten Störungen des Wundverlaufes kommen. Freilich bringen derartige Entzündungen bei richtiger Behandlung keine Gefahr. Nur zweimal unter mehr als fünfzig Operationen wurde der Erfolg in Frage gestellt. Bei glatten, primär aseptisch ausgeführten Absetzungen kann man auf einen aseptischen Wundverlauf der plastischen Operation rechnen.

Die Operation selbst haben wir in Allgemeinnarkose und örtlicher Betäubung, beziehungsweise Leitungsanästhesie ausgeführt. Die Soldaten ziehen gewöhnlich die Narkose vor. Für den Arzt hat die allgemeine Narkose den Vorzug, daß die anatomische Abgrenzung der einzelnen Gebilde erleichtert ist. Auch haben wir den Eindruck, als ob die Durchtränkung des Operationsgebietes den Eintritt einer Infektion aus den alten Entzündungsherden unterstütze.

Auf die künstliche Blutleere haben wir verzichtet. Die verletzten Gefäße wurden sorgfältig gefaßt und unterbunden. Hämatome werden so vermieden. Sie sind ohne Frage bei den an sich ungünstigen Wundverhältnissen eine Gefahr.

Das Wundgebiet wurde mit Jodalkohol desinfiziert.

Die Lagerung des Invaliden soll so sein, daß der Armstumpf frei nach allen Seiten bewegt und übersehen werden kann. Am besten liegt der Kranke in Rückenlage auf dem Operationstisch. Der Stumpf wird von einem Assistenten frei gehalten oder auf einem kleinen Nebentisch befestigt.

b) **Die Bildung der Kraftwülste bei Oberarmstümpfen.**

Der Invalide befindet sich in Rückenlage so, daß die Schulter der verletzten Seite den Rand des Operationstisches überragt. Der Amputationsstumpf wird in rechtwinklige Abduktion und Elevation gebracht und gehalten. Auf Grund der Voruntersuchung des Kranken ist beschlossen, aus der **gesamten Masse der langen Beuger (Biceps und Brachialis) einen Kraftwulst zu bilden.** Der Stumpf ist mit Haut vollständig bedeckt. Granulierende Flächen und Fisteln fehlen.

Die Operation beginnt mit der Bildung eines U-förmigen Lappens auf der Beugeseite des Stumpfes. Der freie Rand desselben verläuft am Stumpfende senkrecht zur Achse des Knochens. Die seitlichen Begrenzungen entsprechen den beiden seitlichen Furchen zwischen Beugern und Streckern. Ob die alte Stumpfnarbe umschnitten und entfernt werden muß, hängt von ihrer Beschaffenheit und dem Verhalten des Knochens ab. Ist der Knochen gut gedeckt, die Narbe unempfindlich und für eine Druckbelastung geeignet, so kann die Schnittbegrenzung des U-förmigen Lappens oberhalb der alten Narben liegen. Im andern Falle muß eine Ausschneidung des Narbengebietes in der Weise erfolgen, wie man sie auch bei einer gewöhnlichen Reamputation vornehmen würde. Die unmittelbare Folge dieses Vorgehens würde eine entsprechende Verkürzung des Knochens sein.

Die Länge des Lappens beträgt etwa 6—7 cm. Zunächst wird er von der Faszie des Oberarms gelöst und breit zurückgeschlagen. Einzelne kleinere Gefäße, meist Venen, müssen gefaßt und unterbunden werden. Es ist wichtig, daß der Lappen mit einer dicken Schicht subkutanen Gewebes in Verbindung bleibt. Seine Abtrennung soll also wirklich auf der Faszie erfolgen. Jetzt löst man die gesamte Beugemuskulatur vom Knochen ab. Die Grenze zwischen Beugern und Streckern hebt sich in dem angenommenen Falle scharf ab. Die anatomische Orientierung ist darum leicht (vgl. die anatomischen Bilder). Ein breites Messer durchtrennt zunächst den vorderen Rand der narbig veränderten Muskulatur so, daß man sie frei zurückziehen kann. Durch stumpfes Zurückschieben des ganzen Muskelwulstes gelingt es, ihn vom Periost des Knochens abzulösen und frei beweglich zu machen. Auf diese

Weise wird das untere Ende des Knochens auf eine Entfernung von etwa 5 cm von den bedeckenden Weichteilen befreit. Die am unteren Ende der Muskulatur haftenden Narben werden sorgfältig ausgeschnitten. Bei stumpfer Ablösung der Muskulatur kann die Verletzung der Arteria brachialis vermieden werden. Bei scharfer Durchtrennung von Narbenzügen und Strängen ist dagegen damit zu rechnen. Sie wird gefaßt und unterbunden.

Durch diesen ersten Akt der Operation ist ein frei beweglicher Muskelstumpf entstanden, der sich gewöhnlich um 1—2 cm zurückzieht. Die durchschnittene lockere Muskulatur muß nun zu einem einheitlichen Wulste umgebildet werden.

Am besten umsäumt man das freie Ende des Muskelstumpfes mit der Oberarmfaszie, indem man sie von der Seite und von oben möglichst weit auf die Wundfläche herunterschlägt. Es entsteht so ein einheitliches festes, in sich geschlossenes Gebilde. Die Fäden, durch die die Faszie an der Muskulatur angenäht wurde, werden lang gelassen. An ihnen kann man den Muskelstumpf bis in die frühere Lage zurückziehen. Die freien Ecken des Hautlappens werden mit Hakenklemmen gefaßt. An ihnen wird der Lappen gleichmäßig angespannt. Seine Basis näht man unter Anziehen von Haut- und Muskelwulst durch eine Reihe feiner Seidenknopfnähte an die Faszie und Muskulatur an. Auf diese Weise werden Haut und Muskulatur miteinander verbunden, so daß eine gegenseitige Verschiebung ausgeschlossen ist.

Dann werden die Muskelhaltefäden entfernt. Den freien Hautlappen schlägt man unter starkem Anziehen über den vordern Abschnitt des Muskelstumpfes soweit herunter, bis der freie Rand in den Winkeln zwischen Knochen und Muskulatur hineinreicht. Jetzt kommt es darauf an, den Hautlappen in dieser Lage festzuhalten, damit eine feste und innige Anheilung zwischen ihm und dem Muskelwulst erfolgen kann. Für die Durchführung dieser Aufgabe hat sich die durchgreifende Bleiplattennaht am besten bewährt. Unter leichter Abhebung des mit Haut bedeckten Muskelwulstes sticht man ca. 1 bis $1^{1}/_{2}$ cm vom Wulstknochenwinkel entfernt eine mit einem Drahtfaden armierte gerade Nadel ein. Der Stichkanal geht durch die Haut, durch den Muskelwulst und wiederum durch die Haut senkrecht durch die ganze Dicke des Wulstes hindurch. Am Ende des Fadens ist vorher eine Bleiplatte angebracht, die durch eine zusammengepreßte, kleine Kugel festgehalten wird. In derselben Weise werden 2, 3 oder gar 4 Fäden angelegt. Werden sie gleichzeitig und gleichmäßig angezogen, so wird die Haut in der beabsichtigten Weise an der Muskelwulst angedrückt und festgehalten. Ähnlich wie auf der Unterseite des Wulstes wird jetzt auch auf der Oberseite desselben der Drahtfaden mit Bleiplatten abgeschlossen. Es liegen sich also jedesmal zwei Bleiplatten auf der Ober- und Unterseite symmetrisch gegenüber.

Die benachbarten, seitlichen Wundränder des Hautlappens werden durch Seidenknopfnähte vereinigt. Blieb der Knochenstumpf in seiner alten Hautkappe, so kann zur Deckung des freiliegenden Knochens die Haut der Rückfläche des Armes von beiden Seiten breit herangezogen und in der Mittellinie befestigt werden. Reichlich vorhandene Muskulatur kann unterpolstert werden. So entsteht ein Stumpf, wie ihn die Abbildung zeigt (Fig. 30).

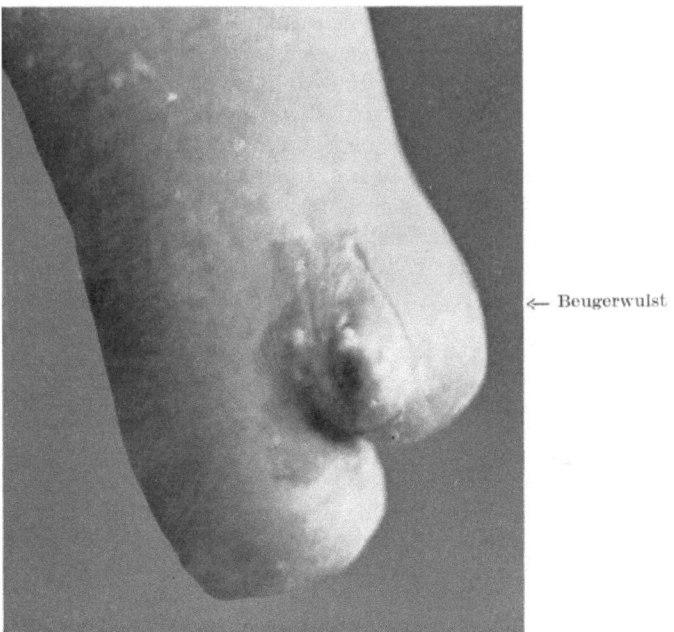

Figur 30.
Rechter Oberarmstumpf nach Fertigstellung eines Beugerwulstes. Der Knochen wurde nicht verkürzt. Er wurde durch Herüberziehen der Haut gedeckt.

Ein solches Stumpfende eignet sich, wie die Erfahrung gelehrt hat, besonders gut für die Befestigung des künstlichen Gliedes. Der Rand der Prothese kann bis in den Winkel zwischen Knochen- und Muskelwulst hineingeschoben werden. Sie legt sich eng an und findet einen natürlichen Halt.

Auch bei ungünstigen Stumpfenden, bei denen Narben exzidiert und der Knochen verkürzt werden mußten, wurde durch Herüberziehen der Haut die Deckung des Stumpfes vorgenommen.

Bei sehr langem Stumpf kann die Verkürzung des Knochens von 2—3 cm ohne Schaden für die spätere Funktion vorgenommen werden.

Man wird sich dazu unter allen Umständen entschließen, wenn es zur besseren Deckung des Stumpfes wünschenswert erscheint. In beiden Fällen ist eine gute Vereinigung der angrenzenden Hautabschnitte im Knochenwulstwinkel anzustreben.

Der Verband besteht in einer leichten Gaze- und Wattepolsterung. In wenigen Fällen ist es zweckmäßig, durch einen Gipsverband den Stumpf ruhigzustellen. Nach 7 bis 8 Tagen werden die durchgreifenden Bleiplattennähte entfernt. Auf die Störungen in der Wundheilung, die infolge der vorausgegangenen Entzündungen des Stumpfes vorkommen, wird weiter unten im Zusammenhang eingegangen werden.

In ähnlicher Weise wird die Bildung einer Kraftquelle aus der Beugemuskulatur auch bei den kürzeren Oberarmstümpfen sich vollziehen. Entsprechend den anatomischen Angaben im 3. Abschnitt wird man sich in jedem Falle über die Beziehung der Beugemuskulatur zu den anderen Muskelgruppen unterrichten müssen. Daß an den Grenzen der einzelnen Wertzonen, besonders im Ansatzgebiet des Deltamuskels eine Ablösung der Muskulatur oder gar Knochenverkürzung nicht erfolgen darf, soll hier noch einmal hervorgehoben werden.

c) Bildung zweier Kraftwülste bei langen und mittleren Oberarmstümpfen.

Wertzone O. 4—3. Die anatomischen und funktionellen Voraussetzungen für eine doppelte Kraftquelle sind im allgemeinen Teil besprochen worden. Solche doppelte Kraftquellen können beide aus der Beugemuskulatur oder getrennt aus der Beuge- und Streckmuskulatur gebildet werden.

Die Bildung aus der Beugemuskulatur ist technisch schwieriger. Die beiden Wülste müssen mit der zur Verfügung stehenden Haut gedeckt werden. Das ist nur in seltenen Fällen möglich. Aus diesem Grunde wird man die Bildung zweier Kraftwülste aus Streck- und Beugemuskulatur vorziehen.

Bei langen und mittleren Oberarmstümpfen mit gut entwickelter und selbständig arbeitender Streckmuskulatur ist die Durchführung der chirurgischen Aufgabe leicht. Die Bildung des Kraftwulstes aus den Streckern vollzieht sich in derselben Weise, wie der Kraftwulst aus der Beugemuskulatur gebildet worden ist.

Der Hautschnitt umgreift ∩-förmig den Stumpf. Seine beiden Schenkel liegen in den Furchen, durch die auf beiden Seiten die Beuge- und Streckmuskulatur sich abgrenzen. Das Verbindungsstück der Schenkel des Schnittes läuft mitten über der Kuppe des Knochenstumpfes. Unregelmäßige Narben des Stumpfes werden ausgeschnitten, so daß gut ernährte und bewegliche Hautlappen entstehen. Sie werden von der Faszie etwa 5 cm losgelöst und nach beiden Seiten herumgeschlagen. Die Beuge- und Streckmuskulatur wird jetzt an ihren anatomischen Grenzen geschieden. Die Trennung ist leicht unter Berücksichtigung der Faszieneinschnitte, welche Beuger und Strecker voneinander scheiden.

Die Weichteile werden nunmehr am vorderen Rand des Knochenstumpfes zirkulär umschnitten, so daß zwei Muskelwülste entstehen, die der Lage nach den Hautlappen und der darunter liegenden Beuge- bzw. Streckmuskulatur entsprechen. Beide Muskelwülste werden vom Knochen losgelöst und mit der Oberarmfaszie umsäumt.

Durch die Ablösung der Muskulatur wird der unterste Teil des Knochens in einer Ausdehnung von 4—5 cm von der Weichteilbedeckung entblößt. Kann ohne Schaden für die Funktion des Stumpfes der Knochen gekürzt werden, so ist der weitere Gang der Operation leicht. Die beiden Muskelwülste werden mit Gazestreifen breit am Knochen herauf und

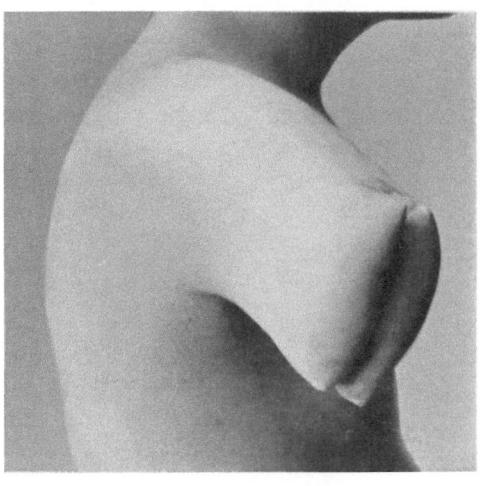

Figur 31.
Kurzer Oberarmstumpf nach Fertigstellung eines Beuger- und Streckerwulstes.

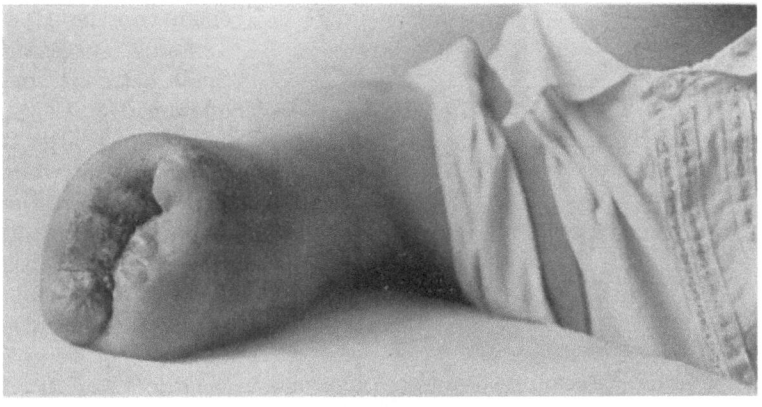

Figur 32.
Rechter Oberarmstumpf nach der Bildung zweier Kraftwülste. Die Deckung derselben war wegen der mangelnden Haut schwierig.

zurückgeschoben, so daß seine Durchtrennung weiter oberhalb erfolgen kann. Die scharfen Ränder des Knochens werden abgestumpft und abgerundet. Bei Zurücklagerung der Muskelwülste in ihre ursprüngliche Lage muß der Knochenstumpf vollständig in dem Muskeltrichter verschwinden, so daß die Wülste ihn um mindestens 4—5 cm überragen.

Beide Muskelwülste werden weiterhin mit dem zugehörigen Hautlappen bedeckt. Sie werden wiederum durch eine Reihe symmetrisch angelegter Bleiplattennähte festgehalten. Bei der Umkleidung der Muskelwülste trage man Sorge, daß die Ränder der Hautlappen in dem Winkel zwischen den beiden Weichteilwülsten sich innig berühren.

Auf diese Weise entstehen zwei gleichförmige Kraftwülste, die sich gegenüberliegen und nur durch einen von der Haut vollständig ausgekleideten Spalt getrennt sind (Abbildung 31).

Kann bei der Bildung von zwei Kraftwülsten die Verkürzung des Knochens nicht ohne Beeinträchtigung der Gesamtleistung des Stumpfes erfolgen, so ist eine besondere Deckung des Knochenstumpfes notwendig. Bei reichlicher, gut ernährter Haut bildet man zwei seitliche Lappen, die zwischen den Beuger-

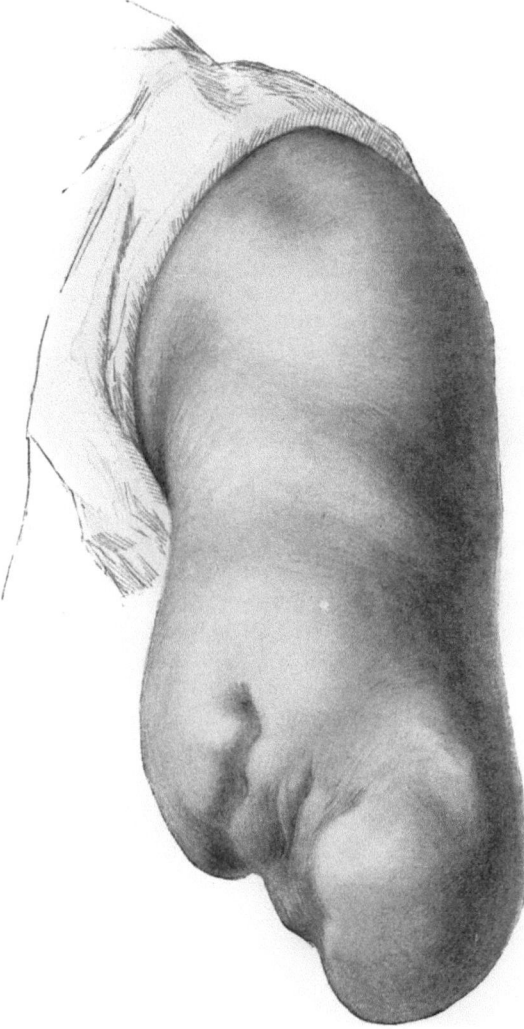

Figur 33.
Linker Oberarmstumpf, bei dem ohne Verkürzung des Knochens zwei Kraftwülste gebildet wurden. Der Streckerwulst ist besonders kräftig entwickelt. Die Deckung des Knochens wurde durch einen breitgestielten Lappen erreicht.

Die chirurgische Umgestaltung der Operationsstümpfe.

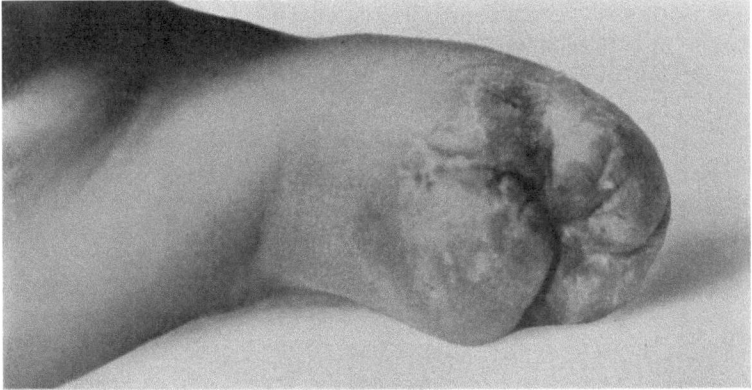

Figur 34.
Linker Oberarmstumpf mit zwei Kraftwülsten. Die Deckung des ungekürzten Knochens erfolgte durch Transplantation eines gestielten Lappens aus der Brusthaut.

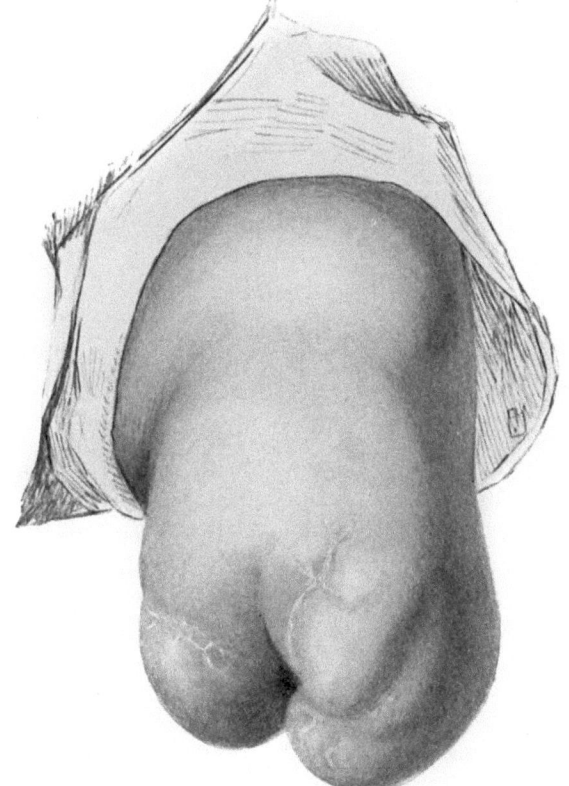

Figur 35.
Derselbe Stumpf wie in Fig. 34 nach der Ausheilung.

muskelwulst in den Spalt eingeschlagen werden und den Knochen bedecken. Auch wird man in einzelnen Fällen eine plastische Deckung des Knochens mit gestielten Hautlappen aus der Brust oder dem Bauch vornehmen müssen. Die Abbildungen zeigen entsprechend ausgeführte Operationen.

Unter keinen Umständen wird man eine Verkürzung des Knochens bei langen Oberarmstümpfen vornehmen, die nach Exartikulation des Unterarms zurückgeblieben sind. Die kolbige Verdickung des Stumpfes durch die Kondylen erlaubt eine volle Ausnutzung der Rotationskraft des Oberarms für bestimmte Leistungen der künstlichen Hand oder des künstlichen Unterarmes. Soll hier eine doppelte Kraftquelle ge-

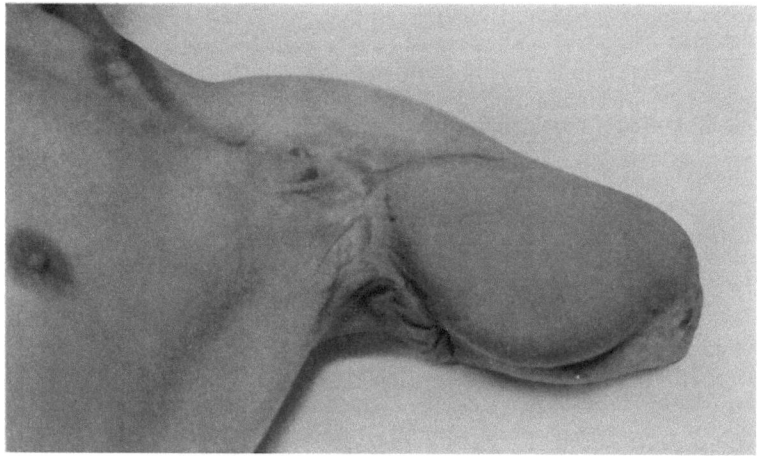

Figur 36.
Ein durch ausgedehnte Narbenbildung geschädigter und zur Bildung eines Kraftwulstes ungeeigneter, linker Stumpf.

bildet werden, so ist eine plastische Deckung des Knochens unbedingt nötig. In solchen Fällen kann man sich aber auch mit der Bildung eines Kraftwulstes aus der Beugemuskulatur begnügen. Es ist dann außerdem noch möglich, später die Kraft der Streckmuskulatur zur Kraftquelle für die künstliche Hand heranzuziehen, indem man lediglich einen Kraftübertragungs- oder Stiftkanal durch den Triceps hindurchlegt (vergl. unten).

Sehr häufig müssen wir gerade bei den Oberarmstümpfen auf typische Operationsmethoden verzichten. Schwere, Form und Ausdehnung der Verletzung, langdauernde Eiterungen haben die anatomischen Verhältnisse und die funktionelle Leistungsfähigkeit der Muskulatur erheblich gestört. Hinzu kommt, daß die unregelmäßige Gestaltung der Weichteile und ihre Fixation durch tiefe Narben die Lappenbildung aus der Haut außerordentlich erschweren (Fig. 36). Es kann darum die Muskulatur nur zum Teil als Kraftwulst verwandt werden. Muß man außerdem auf die Verkürzung des Knochens verzichten, so kann die Operation recht schwierig werden.

In solchen Fällen ist zu überlegen, wie durch Ausnutzung der vorhandenen Haut, durch besondere Verwendung der Muskulatur auch noch eine oder gar zwei Kraftwülste gebildet werden können. Bild 33, 34 und 37 zeigen, wie das Ziel auch unter sehr schwierigen Verhältnissen noch erreicht werden konnte. Bild 33 zeigt einen langen Kraftwulst aus den Streckern und einen kürzeren aus den Beugern. Der zwischen beiden liegende Knochenstumpf konnte mit Rücksicht auf den Ansatz

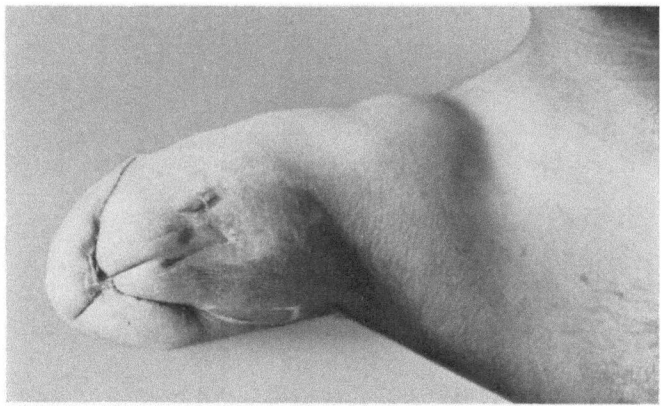

Figur 37.
Kurzer rechter Oberarmstumpf mit ausgedehnter Narbenbildung und Schädigung der Muskulatur. Trotzdem gelang die Bildung zweier Kraftwülste.

des Brachialis nicht verkürzt werden. Es gelang dagegen, ihn gut durch zwei seitlich gestielte Lappen vollständig zu decken. Auch in Bild 34 und 35 ist der Knochen nicht gekürzt worden. Trotzdem entstanden zwei kräftige Muskelwülste. In beiden Fällen können die Beuger und Strecker getrennt ausgiebig und mit Kraft verkürzt werden.

Bei kurzen Stümpfen oberhalb des Ansatzes des Musculus deltoides (Wertzone O. 4) ist die Bildung einer doppelten Kraftquelle ohne Gefährdung des Deltamuskels ausgeschlossen. Ja, in den meisten Fällen wird sogar die Bildung eines Kraftwulstes aus der Beugemuskulatur Schwierigkeiten bereiten.

Es hat sich aber gezeigt, daß die noch vorhandene Kraft der Beugemuskulatur auch ohne Bildung eines Kraftwulstes für den Betrieb einer künstlichen Hand ausgenutzt werden kann. Eine wichtige Voraussetzung ist dann allerdings, daß es gelingt, die Muskulatur durch Übung ausgiebig beweglich zu machen (Fig. 38, 39). Die chirurgische Aufgabe beschränkt sich in diesen Fällen darauf, die Übertragung der Bewegung auf die künstliche Hand zu ermöglichen (vgl. unten).

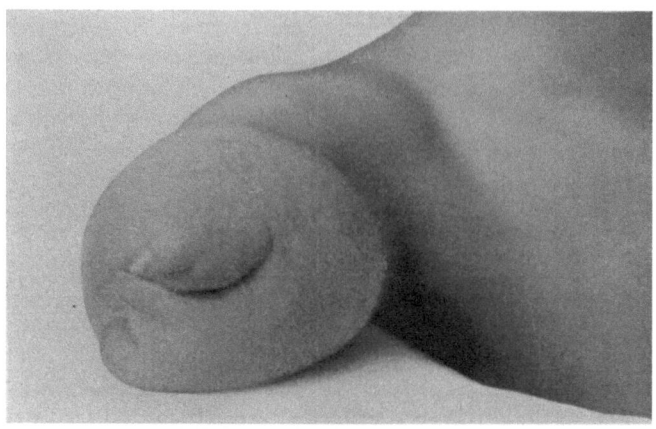

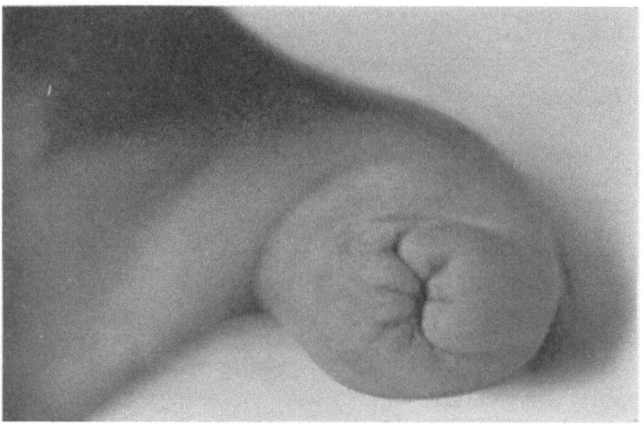

Figuren 38, 39.
Sehr kurze Oberarmstümpfe, bei denen es gelang, ohne Voroperation die Beugemuskulatur so auszubilden, daß sie zur Kraftquelle benutzt werden konnten. Die stark entwickelte Muskulatur ist gut zu erkennen.

d) Die Bildung der Kraftwülste bei Unterarmstümpfen.

Ungleich vielseitiger und schwieriger ist die Bildung der Kraftwülste bei Unterarmstümpfen. Die anatomischen Verhältnisse sind nicht mehr so einfach wie bei einem Oberarmstumpf. Die technische Ausführung der notwendigen Eingriffe ist erschwert. Die Heilungsbedingungen sind häufig ungünstiger geworden. Die Annahme, daß die langen Sehnen des Unterarms zur Bildung von Kraftquellen besonders geeignet seien, ist irrig. Gerade die früheren Versuche haben gezeigt, daß Sehnenschlingen als Kraftquellen unzweckmäßig sind. Ihre Hautbedeckung macht Schwierigkeiten. Die Ernährung der gebildeten Sehnenschlingen ist unsicher. Hinzu kommt, daß auch ihre Tragkraft nachläßt, und auf die Dauer beträchtliche Störungen in der Funktion eintreten. Wahrscheinlich haben gerade diese Erfahrungen einen Ausbau der dankenswerten Aufgabe unmöglich gemacht. **Ganz allgemein empfiehlt sich, die Kraftquelle möglichst aus dem Sehnengebiet des Muskels in höhere Abschnitte hinaufzuverlegen.**

Auf der andern Seite ist bei den Unterarmstümpfen eine Erleichterung eingetreten. Wir können alle vorhandenen Kräfte ausschließlich für die künstliche Hand ausnützen. Daraus folgt, daß bei den Unterarmstümpfen eher eine Kraftquelle genügt. Anderseits kann aber von einer doppelten Kraftquelle eine besonders große Leistung für die Hand erwartet werden.

Auch beim Unterarm erschweren besondere Beschaffenheit und Form des Stumpfes typisches Operieren. Wie beim Oberarm muß man in jedem einzelnen Falle einen besonderen Plan entwerfen. Durch geschicktes Ausnutzen gegebener Verhältnisse kann man auch hier zum Ziele kommen. Das gilt besonders für die Deckung des Knochens. Im allgemeinen kann beim Unterarm eine Verkürzung des Knochens innerhalb der Zonen U. 2, 3 und 4 ohne nennenswerten Nachteil vorgenommen werden. Man wird sich sogar sehr häufig dazu entschließen, wenn dadurch günstigere Bedingungen für die Bildung und Einheilung der Kraftquellen entstehen. Nur bei ganz langen Unterarmstümpfen, die nach Exartikulation der Hand zurückbleiben, sollte die Verkürzung des Knochens mit Rücksicht auf die Drehbewegung der Hand vermieden werden. Ebenso ist bei ganz kurzen Stümpfen zu verfahren, die durch Verlust von Knochen ihre Funktion einbüßen.

Am einfachsten ist die Bildung zweier Kraftwülste bei mittleren Unterarmstümpfen.

e) **Die Bildung zweier Kraftwülste bei mittlerem Unterarmstumpf.**

Ein rechter Unterarmstumpf von 18 cm Länge liegt in ausgiebiger Supinationsstellung auf einem kleinen Tisch. Die Hautnarbe verläuft über dem Ende des Stumpfes in der Verbindungslinie der beiden Vorderarmknochen. Sie wird umschnitten und entfernt. Man legt jetzt vom Ende des ersten Schnittes zwei seitliche Schnitte an, die 4—5 cm nach oben auf der Ulna und dem Radius verlaufen. So entstehen zwei ∩-förmige Hautlappen. Sie werden von der Faszie des Unterarmes abgelöst und nach der volaren und dorsalen Fläche umgeschlagen (Fig. 40—44). Blutende Gefäße werden gefaßt und sofort unterbunden. Es folgt die anatomische Scheidung der Streck- und Beugemuskulatur. Sie ist unter Zuhilfenahme der anatomischen Bilder leicht. Zu achten ist auf den Extensor pollicis, der leicht zu den Beugern gerechnet werden kann.

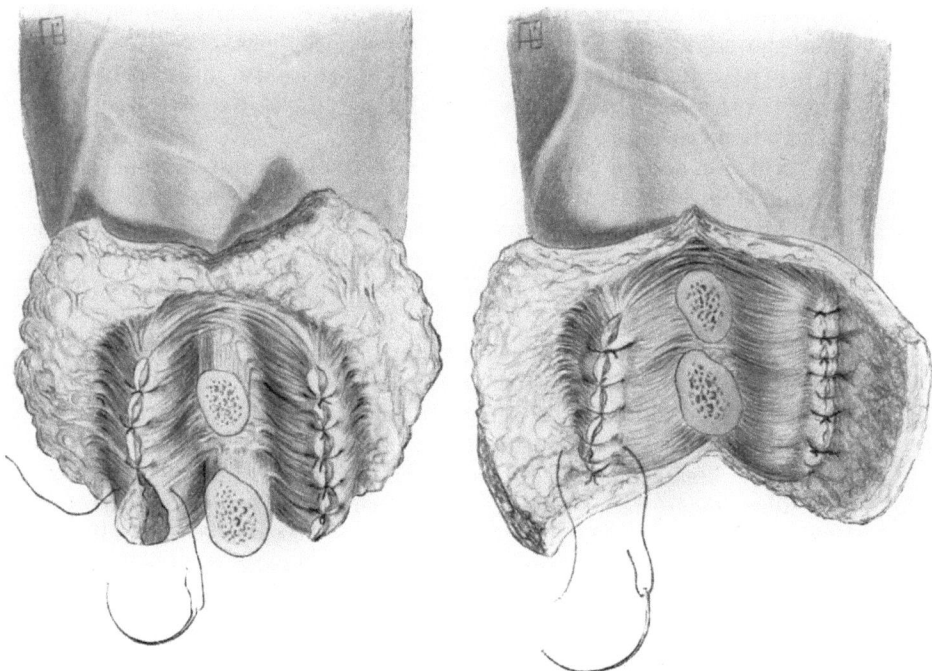

Figuren 40, 41.
Mittlerer Unterarmstumpf nach Zurückschlagen der gebildeten Hautlappen. Umsäumung der Muskulatur (40), Annähen der Haut an den Muskelwulst nach Verkürzung der Knochen (41).

Am Ende des Amputationsstumpfes wird nun ein breites Messer senkrecht zur Längsachse des Vorderarmes angesetzt. Mit einem Zuge durchschneidet man das narbige Ende der gesamten Beugemuskulatur oder deren Sehnen. Dann dreht man das Messer um 90° so, daß seine Fläche hart auf den beiden Unterarmknochen liegt. In dieser Haltung schiebt man es etwa 1—2 cm aufwärts. Dann löst man die Weichteile weiter noch 2—3 cm stumpf vom Knochen ab. Bei dieser Ablösung der Muskeln bzw. Sehnen dürfen Arteria radialis und A. ulnaris nicht durchschnitten werden. In derselben Weise geht man auf der dorsalen Seite des Unterarms vor. Auch hier werden die Muskulatur bzw. ihre Sehnenstümpfe vom Knochen abgelöst. Zunächst wird dann das Narbengewebe vom Ende der abgelösten Muskeln symmetrisch mit einer Schere abgetragen. Die übereinanderliegenden Bündel der einzelnen Muskelgruppen werden durch fortlaufende oder Knopfnähte unter sich und mit der Faszie vernäht (Fig. 40). Auf diese Weise entstehen ähnlich wie am Oberarm zwei Muskelwülste. Sie können an den lang gelassenen Fäden breit von den Vorderarmknochen abgezogen werden, so daß diese frei herausragen. Es gelingt dann leicht, beide an der Basis der Muskelwülste mit einer Drahtsäge oder Knochenschere

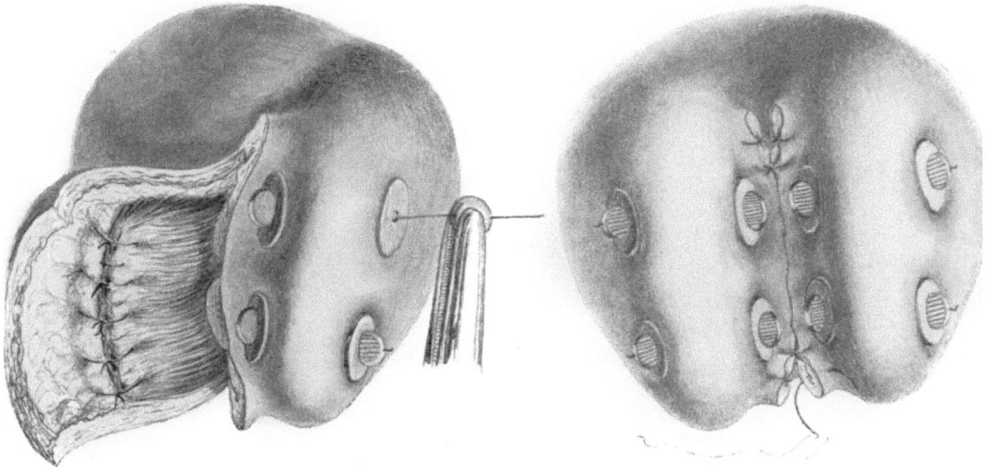

Figuren 42, 43.
Fig. 42. Der Beugerwulst nach seiner Bedeckung mit der Haut. Anlegen der Bleiplattennähte. Fig. 43. Der Stumpf nach Beendigung der Operation.

abzutragen. Oft findet sich weiter oberhalb eine knöcherne Vereinigung beider Knochen. Sie muß zur Herstellung freier Pro- und Supinationsbewegung des Stumpfes entfernt werden. Frühzeitige Übungen des Stumpfes verhindern eine neue Vereinigung. Bei sehr langen Stümpfen darf die Resektion der Knochen 4—5 cm betragen. Wir verkürzen dadurch den Hebelarm, können aber an Stelle der Sehnen die Muskulatur zur Kraftquelle umbilden.

Das Bild (Fig. 41) zeigt die Verhältnisse nach der Entfernung der Knochen. Die Hautlappen sind stark in der Längsrichtung des Unterarmes angezogen, so daß der Rand der Muskelwülste etwa bis zur Hälfte des Hautlappens reicht. Beide werden durch Nähte in dieser Lage vereinigt, um eine spätere Verschiebung zu verhindern. Dann schlägt

90 Chirurgischer Teil.

man den frei überragenden Abschnitt der Hautlappen über die Muskelwülste auf ihre Unterfläche. Dabei sollen ihre freien Ränder sich im Winkel der beiden Muskelwülste berühren. Die Hautlappen selbst werden durch je 2—3 Bleiplatten an der Muskulatur festgehalten. Die seitlichen Hautwunden vernäht man (Fig. 42, 43).

Auf diese Weise wird eine vollständige Umhüllung der Muskelwülste mit Haut erreicht. Sie stehen sich am Ende des Stumpfes symmetrisch gegenüber und sind durch

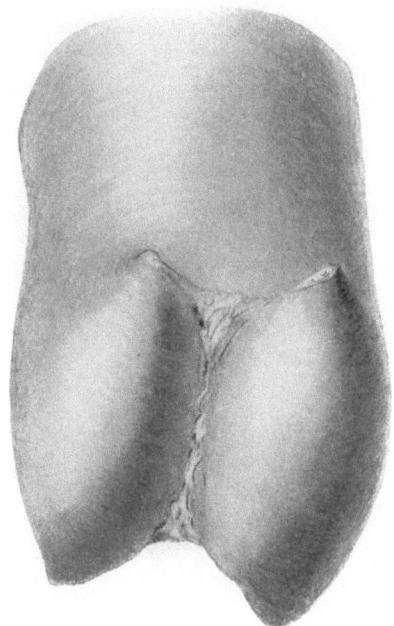
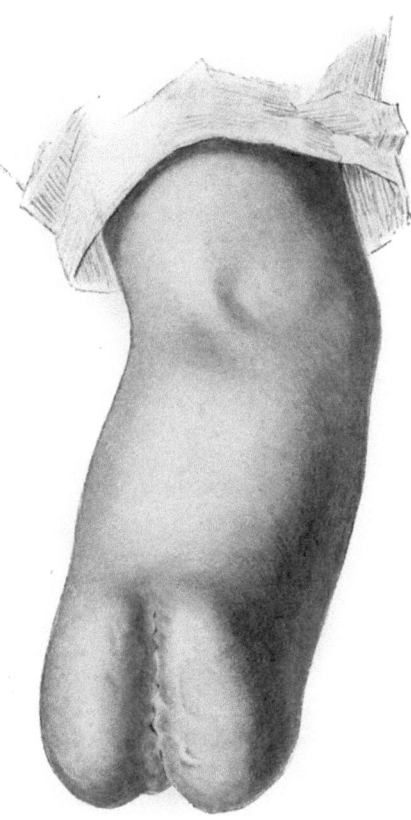

Figur 44.
Der Stumpf in Fig. 43 mit zwei Kraftwülsten nach erfolgter Heilung.

Figur 45.
Das Ergebnis einer gleichen Operation bei einem anderen linken Unterarmstumpf.

eine Rinne voneinander getrennt. Die Knochenstümpfe liegen oberhalb der Kraftwülste von der Muskulatur eingeschlossen. Figur 44 zeigt das Ergebnis der Operation.

Der Verband nach einer solchen Operation muß dafür sorgen, daß die Kraftwülste seitlich einander genähert werden, um eine Spannung an ihrer Basis zu vermeiden. Auch sollen sie sich nicht zurückziehen.

Lagerung auf einer Schiene und Anlegung eines Heftpflasterzugverbandes sind darum notwendig (Fig. 46, 47). Nach 8 Tagen wird der Verband entfernt. In dieser Zeit ist die Heilung erfolgt.

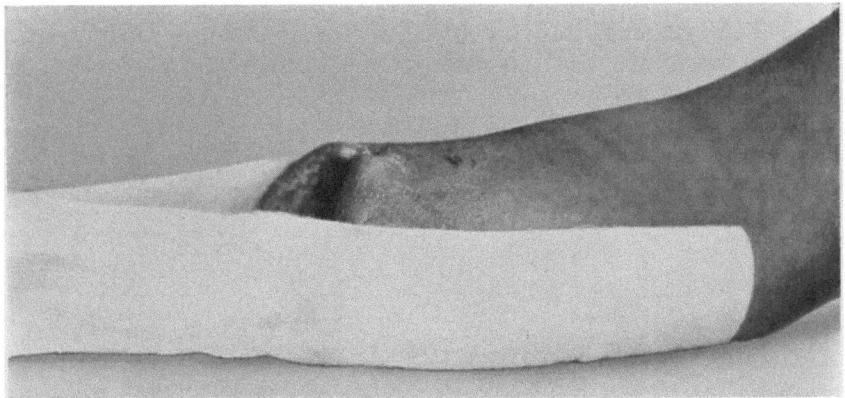

Figur 46.
Anziehen der Muskelwülste eines rechten Unterarmstumpfes durch Streckverband.

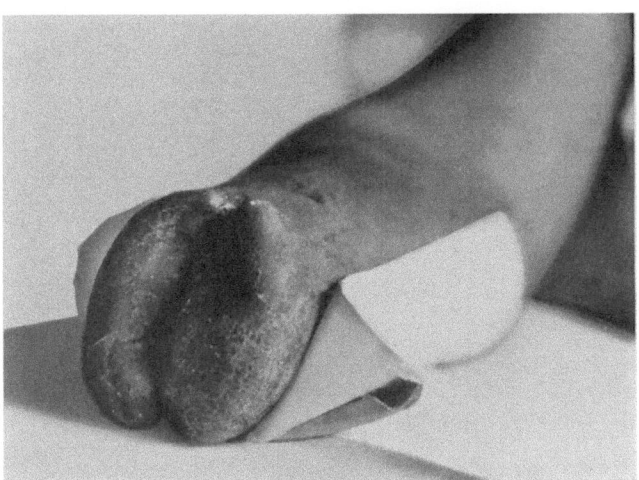

Figur 47.
Der Stumpf nach Entfernung des Verbandes.

f) **Bildung eines Kraftwulstes bei mittlerem Unterarmstumpf.**

Die Operation beginnt in derselben Weise wie bei der Bildung zweier Kraftwülste. Man trennt aber nur auf der Beugeseite die Muskulatur vom Knochen ab und umkleidet sie mit Haut. Haut und Muskulatur der Streckseite werden gemeinsam vom Stumpfende so weit abgelöst, bis sie auf die Beugeseite des Knochens herübergeschlagen werden können. Oft ist dann eine geringe Verkürzung der Knochen notwendig. Darf aus anatomischen oder klinischen Gründen der Stumpf nicht verkürzt werden, so muß der Knochen durch einen gestielten Hautlappen aus Brust oder Bauch gedeckt werden.

Ähnlich wie beim Oberarm ist auch beim Unterarm oft mit besonderen Verhältnissen zu rechnen. So zeigen die folgenden Bilder (Fig.

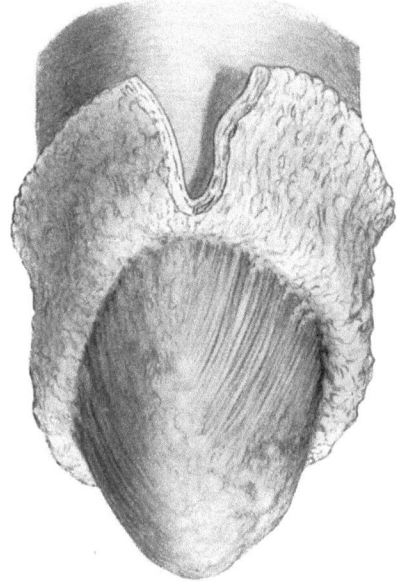 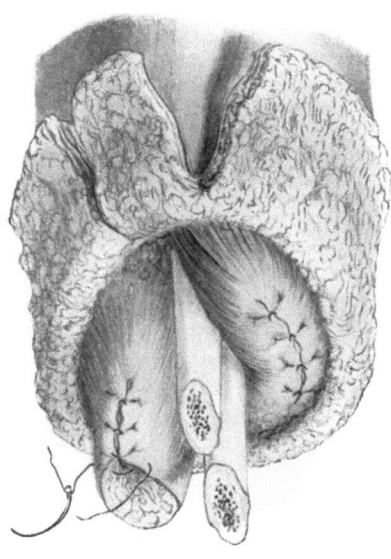

Figur 48.
Mittlerer linker Unterarm nach Zurückschlagen der gebildeten Hautlappen. Gute Beuger, schlechte Streckmuskulatur.

Figur 49.
Bildung der Muskelwülste. Langer Beugerwulst, kurzer Streckerwulst. Bildung eines Zwischenlappens.

48—53), wie man bei einem mittleren Unterarmstumpf einen langen, dicken Beuger-, dagegen nur einen sehr kurzen Streckerwulst bilden konnte. In diesem Falle wurden die Knochenenden durch zwei seitliche, zwischen die Muskelwülste eingeschlagene Hautlappen bedeckt. Figur 52 zeigt das Ergebnis einer Operation am Unterarm, bei dem der Streckerwulst mächtig, der Beugerwulst schwach entwickelt ist. Es wurde eine besonders große Beweglichkeit der Wülste erzielt.

In einem anderen Falle wurde eine doppelte Kraftquelle aus den Beugern allein gebildet. Bild (Fig. 53) zeigt auf der Beugeseite zwei

Wülste, die durch einen kurzen, medialen Spalt getrennt sind. Ursprünglich waren diese beiden Wülste zu einer Schlinge vereinigt gewesen. Eine spätere Wundeiterung führte zur Lösung, so daß dadurch zwei Kraftwülste der Beuger entstanden.

g) **Bildung einer oder einer doppelten Kraftquelle bei sehr langem Unterarmstumpf.** (Vgl. Fig. 55—57.)

Auch hier beginnt die Operation in derselben Weise wie in den früheren Fällen. Sobald aber die beiden Hautlappen zurückgeschlagen sind, ändert

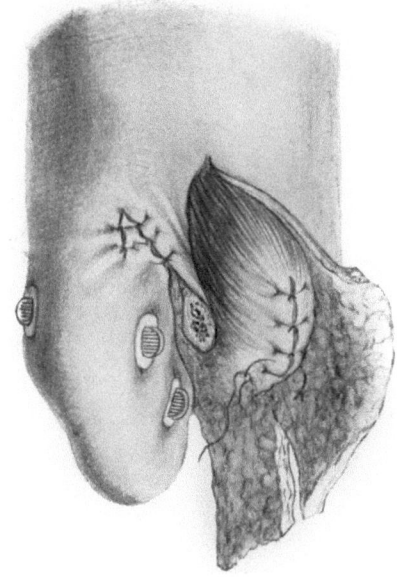
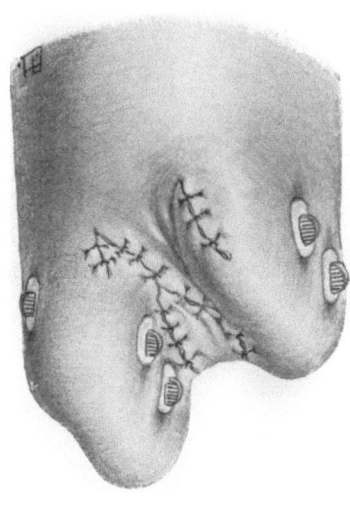

Figur 50.
Deckung des Beugerwulstes und Einschlagen des Zwischenlappens.

Figur 51.
Der Stumpf nach Beendigung der Operation mit den Duplettennähten.

sich das Vorgehen. Die ganze Platte der Sehnen wird hart am Knochenstumpf durchtrennt. Sofort ziehen die Sehnen sich um 1—2 cm zurück. Man faßt sie deshalb einzeln oder zu zweien mit einer Kocher-Klemme und hält sie in ihrer Lage. Die anatomische Trennung der Beuger und Strecker ist wiederum leicht. Die Grenze bilden die beiden nicht zu verkennenden Flexoren der Hand (Flexores carpi ulnaris et radialis). Zu Kraftquellen können die gesamten Sehnen der Beuger und der Strecker verwendet werden, je nachdem man eine oder zwei Kraftquellen wünscht.

Zunächst ist es notwendig, die übereinanderliegenden Sehnen durch Knopfnähte miteinander zu vereinigen, damit sie sich nicht einzeln zurückziehen können. Außerdem werden die seitlich benachbarten Sehnen vernäht. Es entsteht auf diese Weise ein derber, fester Sehnenwulst, in dem die einzelnen Sehnen ihre Selbständigkeit verlieren. Um die spätere Anlage eines Kanals für die Verbindung der Kraftquelle mit

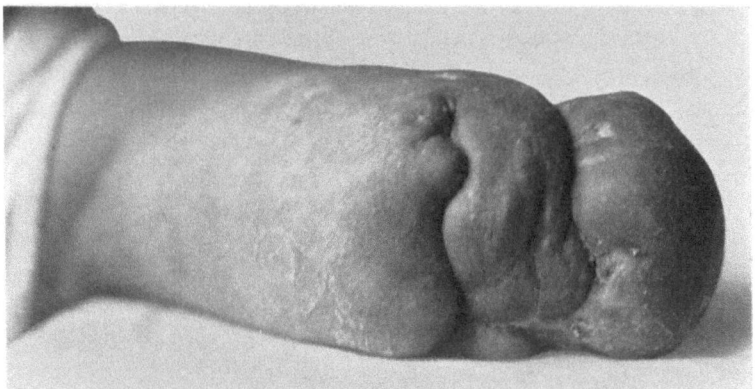

Figur 52.
Bildung eines kurzen, kräftigen Strecker- und eines kleinen Beugerwulstes.
Deckung der Knochen durch seitliche Lappen.

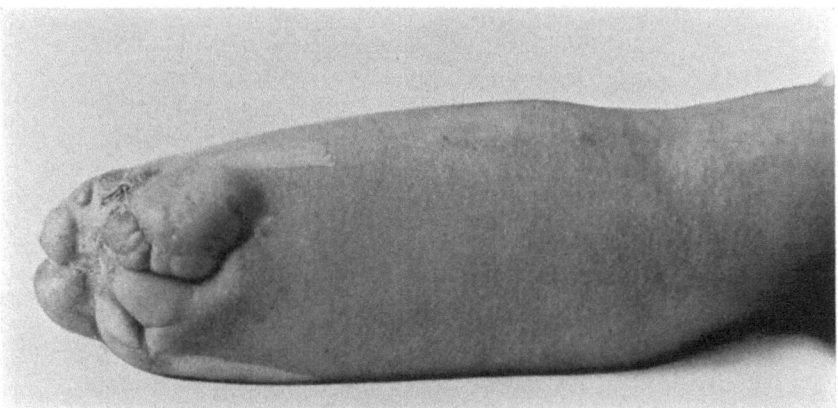

Figur 53.
Bildung zweier Kraftwülste aus den Beugern.

der künstlichen Hand zu erleichtern, kann man die Sehnen nach ihrer Vereinigung 2—3 cm oberhalb ihrer Enden in der Mittellinie stumpf trennen. Ähnlich wie die Muskelwülste werden auch die Sehnenwülste an ihren Vereinigungsfäden stark nach unten und von dem Knochen abgezogen. In den Wertzonen U. 2 und 3 können in der oben beschriebenen

Weise die Knochen verkürzt werden. Bei doppelter Kraftquelle ist die Entfernung eines größeren Knochenabschnittes notwendig als bei einfacher Kraftquelle. Die Sehnenwülste werden wieder mit breiten Hautlappen bedeckt und vollständig eingehüllt. Subkutane und Bleiplattennähte halten Haut und Sehnen zusammen. Bei der Bildung einer Kraftquelle aus den Beugern wird man häufig die freibleibende, volare Knochenfläche des Stumpfes mit einem gestielten Hautlappen decken müssen.

Nach der Heilung ist eine sehr frühzeitige Übung der Sehnenwülste notwendig. Sie ziehen sich außerordentlich schnell und stark zurück und verkleinern sich beträchtlich. Am besten legt man Heftpflasterzugverbände an, die schon kurz nach der Operation belastet werden können.

Bei langem Unterarmstumpfe hat sich auch eine andere Methode bewährt.

An der Vorderkante des Stumpfes werden die Haut und Sehnen auf beiden Seiten mit einem bis auf den Knochen reichenden ∩-förmigen Schnitt durchtrennt. Man rollt jetzt die Haut einschließlich der an ihr fixierten Sehnen nach außen auf. Ungefähr 4—5 cm vom queren Schenkel des ersten Schnittes entfernt und ihm parallel wird die Haut des Unterarmes durchtrennt. Der untere Rand dieses zweiten Schnittes wird nun mit dem freien Hautrand des umgeschlagenen Lappens so vernäht, daß die beiden Hautränder nach einwärts in das Lumen des entstehenden Kanals hineinragen, ihre Innenflächen aber breit aneinander liegen. Es entsteht auf diese Weise ein vollständig mit Haut ausgekleideter Kanal. Der aufgerollte Hautsehnenwulst trägt nach oben eine Wundfläche. Man kann sie durch einen aus der Bauchhaut gestielten Lappen decken, oder man kürzt die Knochen nach der Ablösung der Weichteile auf der Unterseite, so daß man die Haut und Sehnen von der dorsalen Fläche des Unterarms zur Deckung der oberen Wundfläche herüberziehen kann. Die Ränder dieses Lappens werden mit der Haut des Unterarms sorgfältig vernäht.

Die Methode kommt nur bei langen Stümpfen mit langem Sehnenabschnitt in Frage. Hier kann aber mit ihr ein besonders weiter, leistungsfähiger Kraftring mit breiter Übertragungsfläche gebildet werden. Bei kurzen Stümpfen ist dieser Vorschlag unausführbar.

h) **Bildung einer Kraftquelle bei erhaltenem Handstumpf.**
(Fig. 54—57.)

Die chirurgische Aufgabe ist einfach, weil bei erhaltenem, beweglichen Handstumpf eine Kraftquelle wohl immer genügen wird. Durch einen ∩-förmigen Schnitt werden die Handbeuger freigelegt. Man trennt die mediale Gruppe vom Flexor carpi ulnaris und Fl. c. radialis. Diese beiden bleiben in ihrer normalen Verbindung mit der Handwurzel. Man erhält auf diese Weise dem Stumpf die Beugung, Streckung und seitliche Abduktion. Der Sehnenwulst wird aus der mittleren Beugergruppe in der Weise gebildet, wie es für die gesamten Beuger beschrieben worden ist. Der unbedeckte Knochenabschnitt oberhalb des Handgelenkes muß immer plastisch gedeckt werden. Bei solchen Handstümpfen kann man durch geschickte Ausnutzung der gegebenen Verhältnisse viel erreichen. Das mag an einem Beispiel gezeigt werden.

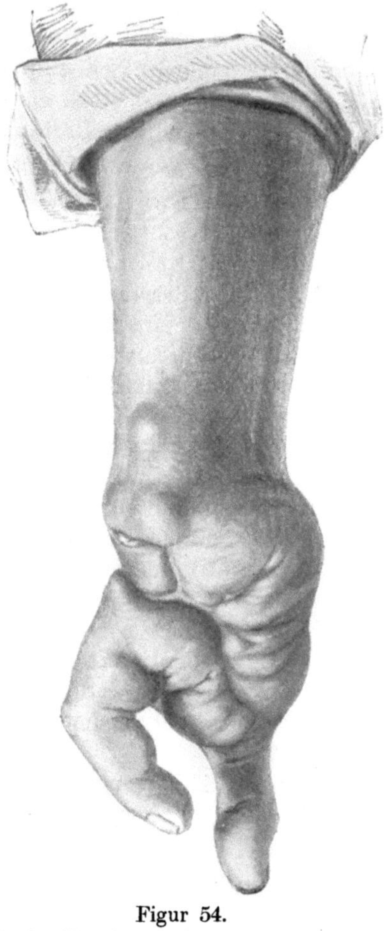

Hochgradige Zertrümmerung der ganzen linken Mittelhand und des 3. bis 5. Fingers durch Handgranaten. Im Feldlazarett wurden der 3.—5. Finger fortgenommen, und eine Reihe Knochensplitter aus der Mittelhand entfernt. Bild 54 zeigt die Hand nach der Ausheilung. Die Mittelhand ist zu einem unregelmäßigen, höckerigen Gebilde umgewandelt. Der Daumen zeigt Beuge- und Streckfähigkeit in beiden Gelenken, dagegen erhebliche Einschränkung der Opposition, der Ab- und Adduktion. Der Zeigefinger hat keine knöcherne Verbindung mehr mit dem Mittelhandwulst. Es fehlen ihm außerdem die Streck- und Beugesehnen, so daß jede Bewegung ausgeschlossen ist. Auch fehlt die Empfindung. Es wird beschlossen, dem Invaliden eine Kraftquelle aus den Fingerbeugern zu bilden.

In extremer Supinationsstellung des Unterarmes wird ein ∩-förmiger Hautlappen auf der Beugeseite des Unterarmes gebildet. Der freie Rand dieses Lappens fällt in die obere Hautfurche des Handgelenkes. Die beiden seitlichen Schnitte liegen auf dem Flexor carpi ulnaris und Fl. c. radialis. Der Hautlappen wird zurückgeschlagen. Es entsteht so ein viereckiges Fenster, von dem aus die gesamten oberflächlichen und tiefen Beuger der Finger und der Hand zugänglich werden. Die beiden seitlichen Handbeuger werden von den andern getrennt und bis zu ihrem Ansatz freigelegt. Die andern Beuger, einschließlich

Figur 54.
Linker Handstumpf vor der Operation.
Der Zeigefinger unbewegbar.

des Palmaris, werden an ihrem Übergang zum Handgelenk in der Höhe des Hautschnittes quer durchtrennt. Ihre Enden faßt man sofort mit

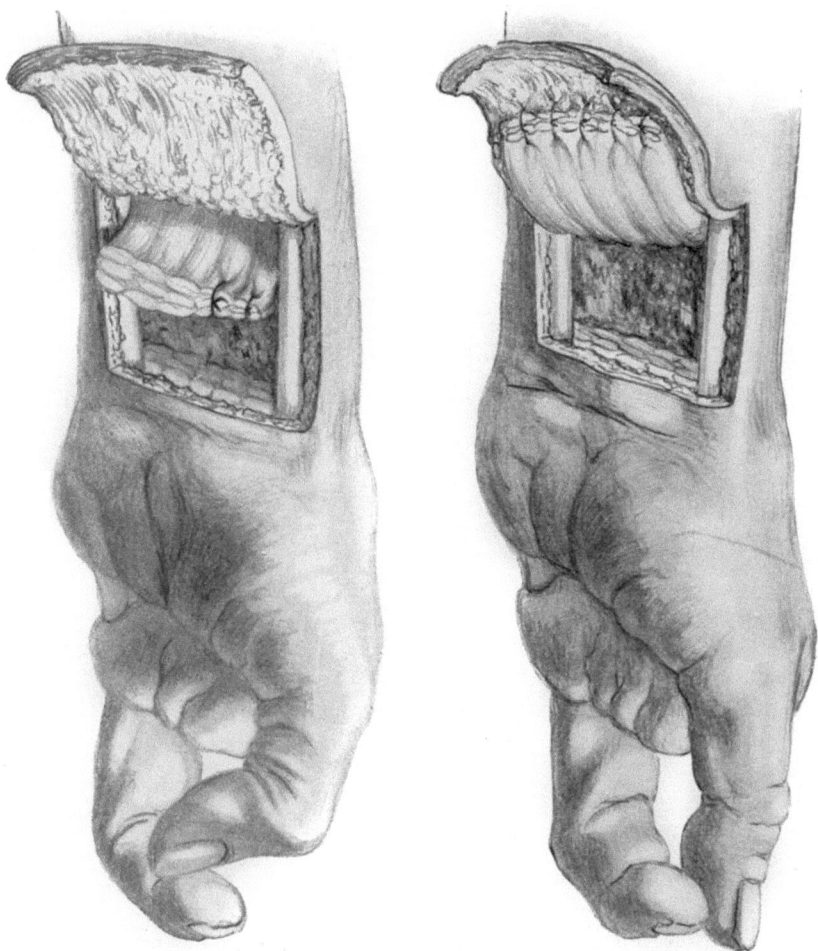

Figur 55.
Durchtrennen der Fingersehnen unter Schonung des Flexor carpi rad. et uln.

Figur 56.
Herumklappen der Sehnenplatte und Ansäumung an die Haut.

Hakenklemmen. Auf diese Weise kann man die gesamten Sehnen weit herausziehen und von der Unterlage ablösen (Figuren 55 und 56). Die vorgezogenen Sehnen werden durch Knopfnähte miteinander vereinigt: zunächst die oberflächliche Schicht mit der tiefen, dann die seitlich benachbarten Sehnen unter sich. Es folgt die Umkleidung des Sehnenwulstes mit dem Hautlappen, wie es mehrfach beschrieben worden

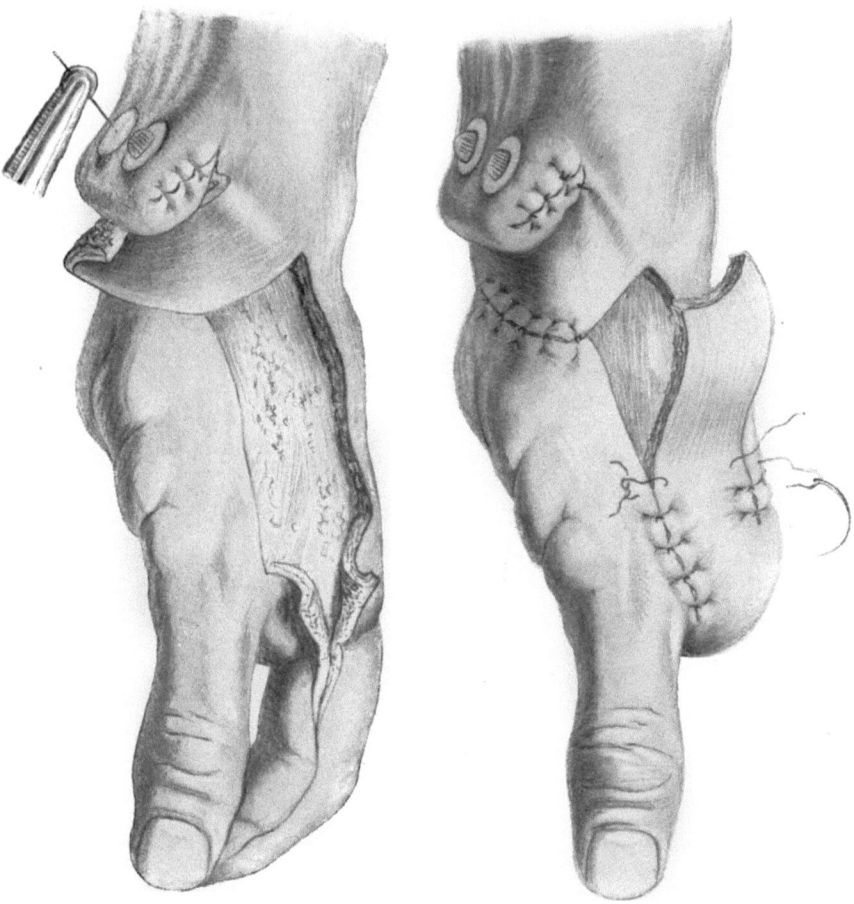

Figur 57.
Umhüllung des Sehnenwulstes mit Haut. Plastische Deckung des Defektes durch einen gestielten Lappen aus der Haut des Handrückens.

Figur 58.
Benützung der Haut des exartikulierten Zeigefingers zur Deckung des Handrückens.

ist. Die Abbildungen zeigen die Fertigstellung des Sehnenwulstes mit seiner Gesamtumkleidung.

Zur Deckung des zwischen Kraftwulst und Handgelenk gelegenen Wundbezirkes wurde aus dem radialen Teil des Handrückens ein über den Streckern des Daumens verlaufender 6 cm langer, 3 cm breiter, nach oben gestielter Hautlappen gebildet. Dieser konnte nach einer Drehung von zirka 80° genau in den Defekt hineingelegt und durch Knopfnähte an seinen Rändern mit der umgebenden Haut vereinigt werden. Damit wurde eine vollständige Deckung des volaren Wundbezirkes erreicht. Die Wundfläche auf dem Handrücken konnte ebenfalls leicht gedeckt werden. Der Zeigefinger, der keinerlei funktionelle Bedeutung hatte, wurde aus seiner Haut herausgelöst und entfernt. Es entstand so ein breiter Hautlappen. Man schlug ihn nach oben um und legte ihn leicht in den Defekt des Handrückens hinein. Die Heilung erfolgte glatt, nur die Spitze der verlagerten Zeigefingerhaut wurde nekrotisch.

i) **Bildung einer Kraftquelle bei sehr kurzem Unterarmstumpf.**

Die anatomischen Verhältnisse erlauben bei kurzen Unterarmstümpfen gewöhnlich nur eine sehr beschränkte Ablösung der Muskulatur vom Knochen. Schon hierin liegt eine Schwierigkeit für die Bildung eines breiten Kraftwulstes. Hinzu kommt, daß die Haut, die wegen der Nähe des Ellenbogengelenkes einen breiten Spielraum haben muß, kaum für eine gehörige Deckung des Muskelwulstes ausreicht. Von dem Knochen darf aber, ohne Beeinträchtigung der Funktion des Stumpfes nichts geopfert werden. Schließlich ist die noch vorhandene Muskulatur solch kurzer Unterarmstümpfe oft nur schwer zu genügender Bewegung zu bringen. Die Muskelreste sind klein und meist mit dem Knochen verwachsen. Gelingt es aber trotz dieser Schwierigkeiten, einen kräftigen Muskelwulst zu bilden, so erzielt man später eine gute Kraftquelle. Besonders günstig ist das leichte Anbringen der Prothese in diesen Fällen.

Bei solchen Invaliden muß genau überlegt werden, wie trotz der bestehenden Schwierigkeiten die Bildung des Kraftwulstes gelingt, ohne Beeinträchtigung der Beugung, Streckung, Pro- und Supination des kurzen Stumpfes. Die folgenden Beispiele mögen zeigen, wie man auf die verschiedenartigste Weise zum Ziele kommen kann.

1. Im ersteren Falle handelt es sich um einen etwa 7 cm langen Unterarmstumpf, dessen Streck- und Beugemuskulatur sich willkürlich gleichzeitig ausgiebig bewegen lassen. Ganz ähnlich wie bei den früheren Methoden, wurde zunächst ein breiter Hautlappen zurückgeschlagen und die gesamte Muskulatur des Stumpfes freigelegt. Am Stumpfende wurde dann der vordere narbige Teil der Muskulatur an den Knochenenden durchtrennt, abgehebelt und bis zur Ansatzstelle des Biceps, bzw. Brachialis zurückgeschoben. So entstand ein 4 cm langer Wulst aus der gesamten Beuge- und Streckmuskulatur. Der vordere,

nicht mehr kontraktionsfähige, narbige Teil der Muskulatur wurde entfernt. Die frische Schnittfläche der Muskulatur wurde mit der Vorderarmfaszie umsäumt (Fig. 59). Die zurückgeschlagenen Hautlappen wurden dann in der mehrfach beschriebenen Weise um den Muskelwulst herumgeschlagen und durch Bleiplattennähte fixiert. Besonderer Wert wurde darauf gelegt, die Haut weit auf die Unterfläche des Muskels heraufzuschieben, so daß eine Wiederanheilung an den Knochen verhindert wurde. Auf diese Weise blieb der vordere Abschnitt des Stumpfes zunächst ohne Hautbedeckung. Da aber bei den kurzen Stümpfen des Unterarmes die Haut auf der Rückfläche im Überschuß vorhanden ist, so ließ sie sich leicht von den Rändern her nach der Mitte herüberziehen und vernähen (Fig. 60). Oft entsteht in solchen Fällen ein, von oben gesehen, dreieckiger Stumpf, von dem aus der Muskelwulst sich gut abhebt (Fig. 61). Dieser Vorsprung des Knochenstumpfes vor den Muskelwulst hat für die spätere Anbringung der Prothese großen Vorteil.

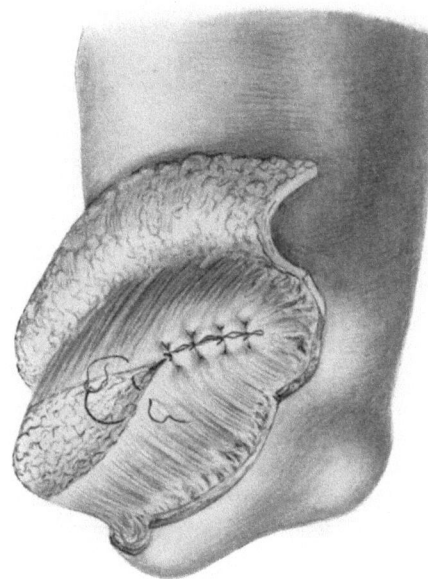

Figur 59.
Bildung des Kraftwulstes aus Beugern und Streckern bei kurzem Unterarmstumpf.

2. Gelingt die Deckung des Knochenstumpfes nach der Bildung des Muskelwulstes nicht, oder reicht sogar die Haut auf der volaren Fläche des Vorderarmes nicht einmal zur Bedeckung des Muskelwulstes, so kann nur eine breite Verpflanzung eines gestielten Hautlappens aus dem Rumpf einen genügenden Erfolg sichern. Diese Fälle sind sogar ziemlich häufig. Man geht dann so vor, daß nach der beschriebenen Bildung des Muskelwulstes die Haut nur zur Bedeckung der Oberfläche desselben benutzt wird. Der ganze große Bezirk, der von der Unterfläche des Muskelwulstes und dem vordern Abschnitt des Stumpfes gebildet wird, muß nun plastisch gedeckt werden. Figur 62 zeigt, wie es möglich ist, aus der Bauchhaut einen breiten, gestielten Lappen so in diesen ganzen Bezirk hineinzulegen, daß eine vollständige Bedeckung erfolgt. Der Lappen wurde in seiner Mitte etwa bis zu einem Winkel von 45° eingeknickt und in den Spalt zwischen Muskelwulst und

Knochen hineingeschoben. Die eine Hälfte des gestielten Lappens deckte den Muskelwulst von unten, die andere den Knochen. Das folgende Bild (Fig. 63) zeigt das Endergebnis einer solchen Opera-

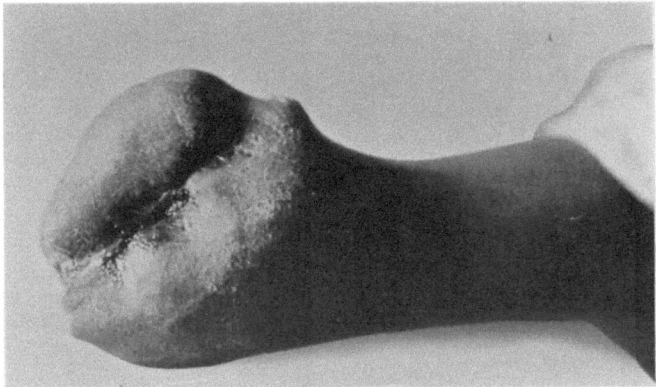

Figur 60.
Derselbe Stumpf wie in Fig. 59 nach der Ausheilung in etwas ulnarwärts gedrehter Stellung.

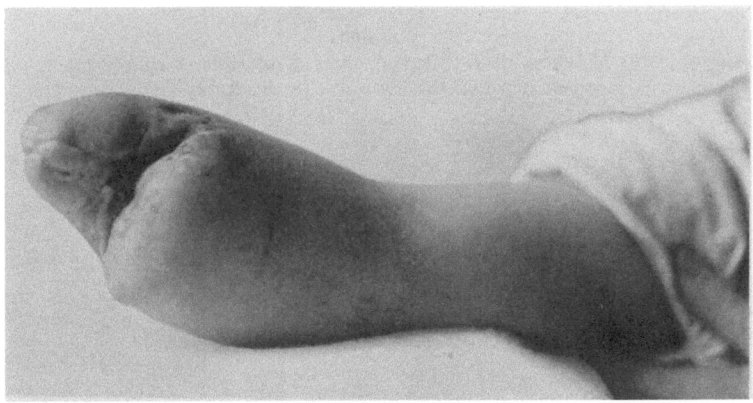

Figur 61.
Bildung eines Kraftwulstes aus den Beugern und Streckern bei kurzem Unterarmstumpf. Dreieckige Form des gut bedeckten Stumpfes.

tion. Trotz eines kurzen Stumpfes hat der Invalide einen kräftigen, frei beweglichen Muskelwulst, der bei einer Kraft von 19 kg und ausgiebiger Verschiebung (4 cm) große Arbeit zu leisten vermag.

3. Es handelte sich um einen unregelmäßigen, 6 cm langen Stumpf, der eine sehr unregelmäßige Narbenbildung zeigte. Die Hautnarben waren alle an dem Knochenstumpf festgewachsen, dagegen nicht druck-

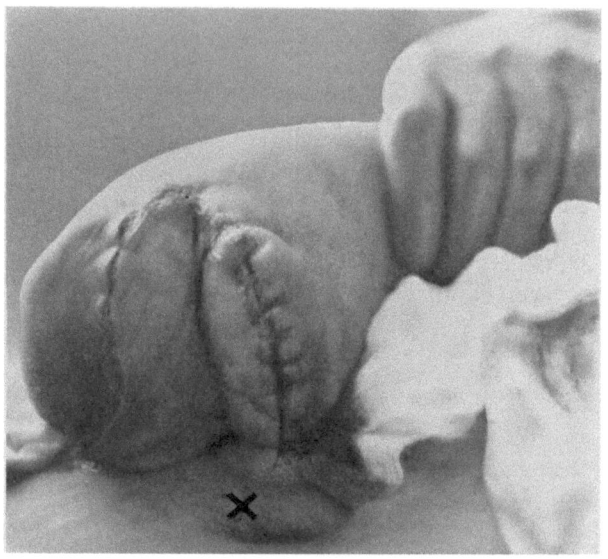

Figur 62.
Deckung eines Defektes nach Bildung eines Kraftwulstes durch einen gestielten Lappen aus der Bauchhaut. (× Stiel des Lappens.)

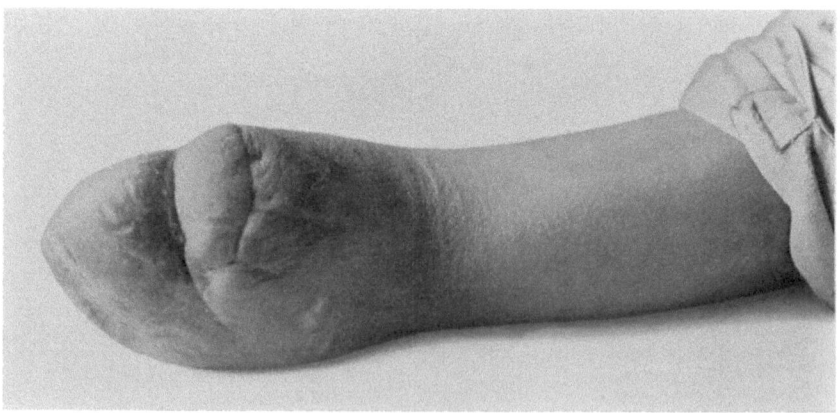

Figur 63.
Derselbe Stumpf wie in Fig. 62 nach der Ausheilung. Die ganze untere und vordere Fläche des Wulstes ist von der verpflanzten Bauchhaut bedeckt.

empfindlich. Die Beugung des Stumpfes war nur bis zu einem rechten Winkel möglich, seine Streckung dagegen vollständig. Der Stumpf war auf der radialen Seite doppelt so lang als auf der medialen (Fig. 64). Als Folge davon ergab sich, daß der oberste Teil der Streckmuskulatur des Unterarms noch vorhanden war, während die Beuger nur noch einen ca. 2 cm langen Saum bildeten. Diesem anatomischen Befund entsprach eine sehr kleine Funktionsfähigkeit der Beugemuskulatur, die trotz langer Übung nicht zunahm. Die Streckmuskulatur zeigte dagegen bald genügende Verkürzung und Kraft. Sie konnte darum als Kraftquelle umgearbeitet und verwendet werden. Bei

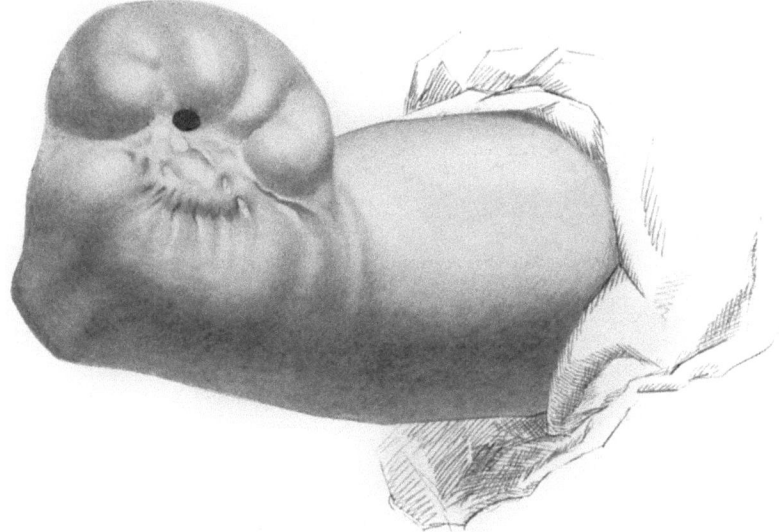

Figur 64.
Bildung eines kräftigen Wulstes aus den Streckern bei kurzem Unterarmstumpf.

der Kürze des Stumpfes war auch die geringste Verkürzung des Knochens zu vermeiden. Anderseits mußte der Kraftwulst aus der Streckmuskulatur genügend groß und breit werden. Unmittelbar am Übergang des Narbenbezirkes der Haut auf den Knochenstumpf wurde volarwärts ein Schnitt angelegt, der etwa der schrägen Begrenzung des Stumpfes entsprach. Die Haut wurde sorgfältig von der Muskulatur abpräpariert, diese selbst wurde auf etwa 3 cm weit von den Knochen gelöst. Das Muskelgewebe dehnte sich nach der Lösung vom Knochen und nach Entfernung einiger breiter Narben so weit aus, daß der vordere Rand der Streckmuskulatur das Ende des Stumpfes überragte. Es war eben die Muskulatur durch die narbig verzogene, am Knochen angewachsene Haut zurück- und festgehalten worden. Der Rand der Muskulatur wurde in der üblichen Weise umnäht. Auch gelang es, den Muskelwulst mit Haut genügend zu bedecken. Die Heilung verlief glatt. Der gebildete Kraftwulst zeigte bald kräftige und ausgiebige Verschiebung.

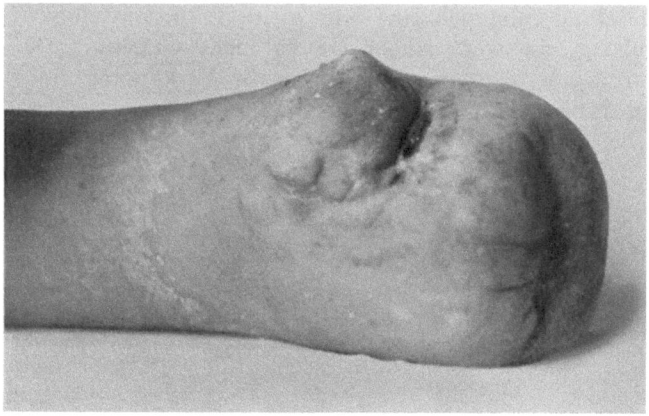

Figur 65.
Bildung eines kleinen Kraftwulstes aus den Beugern bei sehr kurzem Unterarmstumpf.

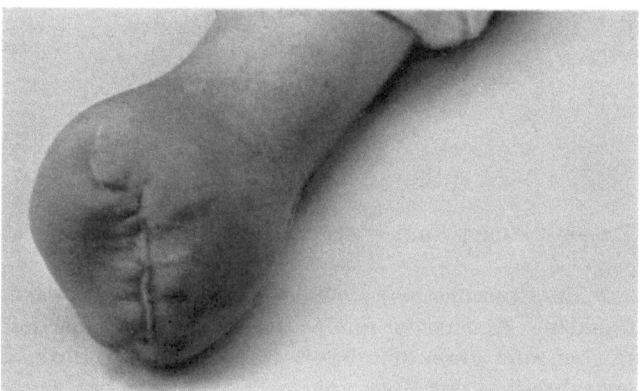

Figur 66.
Bildung eines Kraftwulstes aus den Beugern bei sehr kurzem Unterarmstumpf.

4. Bei zwei andern Kriegsinvaliden wurde aus der spärlich vorhandenen Muskulatur der Beuger ein Kraftwulst gebildet (Fig. 65 und 66). Die Strecker waren für diesen Zweck ungeeignet. Auch hier wurde ein guter Erfolg erzielt.

3. Die Verwendung der gebildeten Muskel- und Sehnenwülste zur Kraftquelle für die künstliche Hand.

Die Aufgabe, einen Kraftwulst so einzurichten, daß die Maschine der künstlichen Hand leicht und sicher mit ihm in Verbindung gebracht werden kann, hat die größten Schwierigkeiten gemacht. Man darf sagen, daß die früheren Versuche, eine willkürlich bewegliche Hand einzuführen, an der Unzulänglichkeit dauernd wirksamer Kraftübertragung der Muskeln und Sehnen auf die Mechanik des Systems gescheitert sind.

Es kommt zunächst alles darauf an, möglichst die ganze zur Verfügung stehende Kraft auszunutzen. Die ganze Kraft und die Gesamt-Verkürzung des Muskelwulstes müssen sich in Arbeit der künstlichen Hand umsetzen können. Die Kraftquelle darf ihrerseits durch den Anschluß an die Maschine nicht geschädigt werden. Sie darf nicht empfindlich sein und muß den notwendigen Druck und Zug aushalten.

Die älteste Idee der Kraftübertragung vom Muskel auf den mechanischen Apparat der Hand ist zugleich die unbrauchbarste. Man dachte an die Bildung einer Sehnenschlinge, die allseitig mit Haut umkleidet werden sollte.

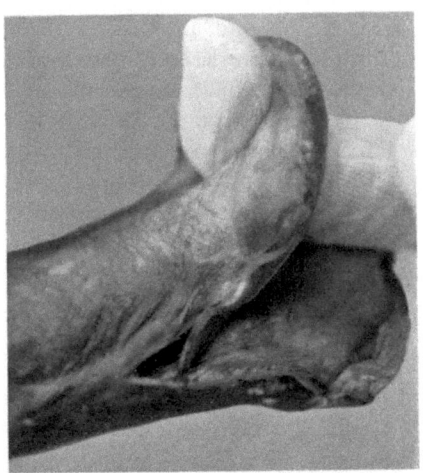

Figur 67.
Kraftschlinge aus den Beugersehnen bei langem Unterarmstumpf nach der Umhüllung mit Haut.

Die Erfahrung hat gezeigt, daß zunächst die Schlingenbildung technisch schwierig und unsicher ist. Eine zuverlässige Umkleidung solcher Schlingen mit Haut konnte kaum erreicht werden. Wir haben zweimal eine solche Schlingenbildung aus den Unterarmsehnen versucht. In einem Fall führten die Knappheit der Haut und der Hinzutritt einer Infektion zu einem vollständigen Mißerfolg. In einem andern gelang die Aufgabe, weil die Haut der exartikulierten Hand in ausgiebiger Weise zur Umhüllung der Sehnenschlingen benutzt werden konnte (Fig. 67). Leichter wird die Schlingenbildung, wenn man nicht mehr ein ganzes System von Beuger- oder Strecksehnen dazu benutzt, sondern nur einzelne, längere Sehnen. Darüber kann aber nach den vorliegenden Erfahrungen kein Zweifel mehr sein, daß die Kraft einer solchen Schlinge für unsere Aufgabe nicht genügt. Sobald mehrere oder alle gleichsinnig wirkenden Sehnen zu einer Kraftschlinge vereinigt werden, ergeben sich nennenswerte Schwierigkeiten. Geradezu unmöglich wird die Schlingenbildung, wenn nicht Sehnen, sondern Muskeln als Kraftquellen benutzt werden. Die Erfahrung zeigt übrigens, daß sowohl am Ober- als auch Unterarm die meisten Absetzungen oberhalb des sehnigen Teiles der Muskulatur erfolgt sind.

Dagegen haben wir eine andere Methode, einem Sehnenwulst die **Form und Wirkungsweise einer Schlinge zu geben**.

Ein Sehnenwulst, wie er in der ersten Operation, nach den oben beschriebenen Methoden, gebildet worden ist, möge die Form von Figur 57 und 58 haben. Man bildet aus der Haut der Ober- und Unterfläche dieses Wulstes einen U-förmigen Lappen. Seine Größe richtet sich nach der Größe und Dicke des Wulstes und der Weite der geplanten Schlinge. Der Stiel dieser Lappen liegt $1/2$ cm von der Mittellinie entfernt, beim oberen rechts, beim unteren links von ihr. Es entstehen so zwei Hautlappen, die, im umgekehrten Sinne, um ihre Basis drehbar sind. Werden diese Lappen zurückgeschlagen, so liegen die Sehnen auf der Ober- und Unterfläche des Wulstes nach vorne leicht konvergierend nebeneinander. Genau in der Mittellinie der beiden Hautfenster werden die Sehnen in zwei symmetrische Gruppen voneinander getrennt, so daß ein ca. 3 cm langer und $1/2$ cm breiter Spalt zwischen ihnen entsteht. Es ist darauf zu achten, daß diese Trennung dabei in einem anatomisch vorgebildeten Sehnenspalt vorgenommen wird. Durch stumpfe Erweiterung dieses Spaltes entsteht ein breiter Kanal, durch den die vorher gebildeten und umgeklappten Hautlappen leicht hindurchgezogen werden können. Der eine kommt von der Oberfläche auf die laterale, der andere von der Unterfläche auf die mediale Seite des Spaltes zu liegen. Die Enden beider Lappen werden auf der entgegengesetzten Seite mit den benachbarten Hauträndern vernäht. Auf diese Weise wird der ganze Sehnenspalt mit Haut ausgekleidet, und nur an seinen beiden Winkeln bleibt eine kleine Wundfläche übrig. Sie wird von den beiden Lappen her in kurzer Zeit überhäutet. Die Wundfläche auf der oberen und unteren Seite des Sehnenwulstes, die dem Sitz der verlagerten Lappen entspricht, kann durch Naht geschlossen oder wenigstens verkleinert werden. Andernfalls kommt eine Transplantation nach Thiersch in Frage. Ein Nachteil dieser Methode ist die mangelhafte Auskleidung des Spaltes am unteren Pole. Hier greift der Zug am stärksten an, so daß die dünne Epithelschicht nicht immer genügende Widerstandsfähigkeit besitzt. Darum ist die Armierung einer solchen Schlinge mit einem breiten Zapfen oder breiten Stift unbedingt notwendig. Übrigens kann man auch die Operation so ausführen, daß man die Lappen um eine obere und untere Achse dreht. Sie werden dann in den entsprechend erweiterten oder quer angelegten

Kanal eingeschlagen. Die Ausführung beider Formen der Schlingenbildung wird oft an der Knappheit und Unbeweglichkeit der Haut scheitern.

Auch die **Durchbohrung** des Kraftwulstes mit sekundärer Epithelisierung habe ich versucht. Der Sehnen- oder Muskelwulst wird von oben nach unten, oder von den beiden Seiten senkrecht zu seiner Achse mit einer dicken Nadel durchbohrt. Eine Bleisonde wird dann durchgezogen und bleibt längere Zeit liegen (Fig. 68). Die Überhäutung geht dann sehr langsam vor sich, ähnlich wie bei der Bildung der Ringlöcher in den Oberläppchen. Dieser mit Epithel ausgekleidete

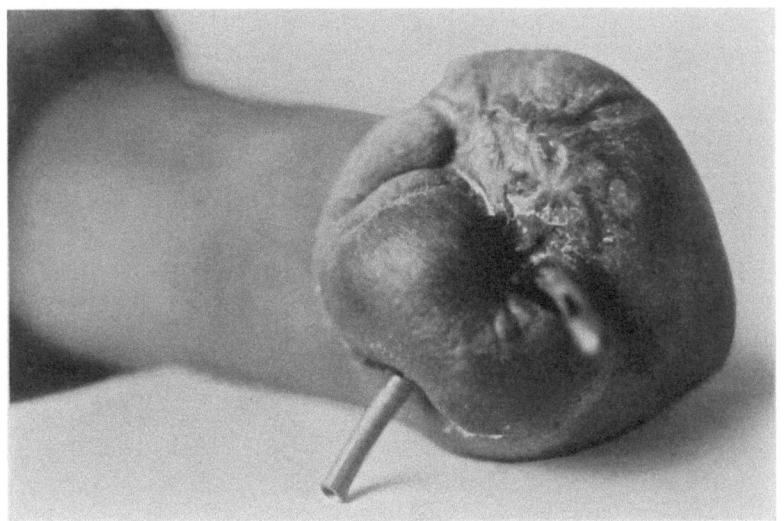

Figur 68.
Bleisonde durch den durchbohrten Kraftwulst.

Kanal bleibt dauernd durchgängig. Er kann mit einem Stift zur Übertragung der Muskelkraft armiert werden.

Es liegt auf der Hand, daß diese Methode ungenügend ist. Der Kanal ist zu fein, seine Auskleidung mit Epithel zu dünn. Reizungen, Entzündungen und entsprechende Störungen sind kaum zu vermeiden.

Die **einfache Umwandlung der Sehnen** eines langen Unterarmstumpfes zu einer zweckmäßigen Kraftquelle wurde im vorigen Abschnitt S. 95 beschrieben.

Sehr günstig liegen die Verhältnisse für eine zweckmäßige Kraftübertragung, wenn zwei symmetrische Muskelwülste zur Verfügung stehen, und wenn nur eine Kraftquelle erwünscht ist. Die beiden breit gegenüberliegenden Wülste werden dann so miteinander vereinigt, daß zwischen ihrem hinteren Abschnitt ein allseitig mit Haut ausgekleideter Kanal entsteht.

Ungefähr 1—2 cm von dem gemeinsamen Winkel der beiden Muskelwülste entfernt, wird die Haut zunächst beiderseits durch einen Längsschnitt parallel zum freien Rand der Wülste gespalten. Der hintere, schmälere Teil der Haut wird beiderseits stumpf soweit zurückgeschoben, bis er sich nach innen einschlagen läßt. Durch Klemmen werden diese beiden Hautstreifen oben und unten so gehalten, daß ihre Wundflächen zirka drei Millimeter von dem Rand entfernt aneinander liegen. Jetzt vereinigt man durch eine Reihe von Catgutnähten in dieser Stellung die beiden Hautstreifen. Es entsteht so ein

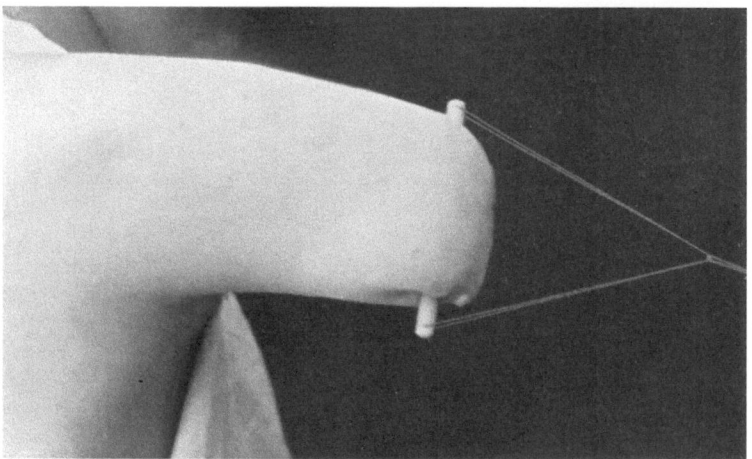

Figur 69.
Bildung der Kraftquelle aus Beuger- und Streckerwulst gemeinsam.

etwa bleistiftdicker Kanal. Dann wird auch der vordere Abschnitt der Haut des Muskelwulstes von der Unterlage abgelöst, so daß die Muskelflächen sich frei gegenüberstehen. Diese werden angefrischt und durch Seitendruck zur Berührung gebracht. Man kann sie in dieser Lage durch Bleiplattennähte festhalten, die die beiden Wülste vollständig durchsetzen. Bei geringer Spannung genügt die Vernähung der Muskulatur durch einige Knopfnähte. Über den vereinigten Muskelwülsten werden dann die Ränder der vorher von innen abgeschobenen Haut vernäht. Es entsteht auf diese Weise ein Kanal (Fig. 69), der an der Belastungsseite durch eine doppelte Haut und mächtige Muskelschicht abgeschlossen ist.

Wichtig ist, daß man die zur Verfügung stehenden Kräfte der Beuger und Strecker gemeinsam vollständig ausnützt. Die mögliche

Arbeit wird also besonders groß sein. Im Anfang ist die Verkürzung eines solchen aus beiden Muskelgruppen gebildeten Kraftwulstes allerdings gering. Aber allmählich nimmt sie mit wachsender Arbeit zu.

Diese Methode der Kanalbildung empfiehlt sich besonders überall da, wo es mehr auf die Größe als die Vielseitigkeit der Leistung ankommt. So ist einer unserer operierten Leute in der Lage, bei einer Verkürzung seines Kraftwulstes von 4—6 cm, eine Kraft von 10—14 kg aufzubringen. Leute, denen in ihrem Beruf eine sehr einfache Funktion ihrer Hand bei stärkster Zufaßkraft zur Verfügung stehen sollte, würden von dieser Form der Operation wohl den größten Nutzen haben.

Auch am Unterarm läßt sich diese Methode ausführen, solange der Stumpf im mittleren Teil desselben endet. Bei kurzen Stümpfen ist die anatomische Lage von Beugern und Streckern für das Verfahren ungünstig. Bei langen Stümpfen bieten die gegenüberliegenden Sehnen ungünstige Verhältnisse für die Verheilung.

Allen bisherigen Methoden an Einfachheit und praktischer Brauchbarkeit ist ein Verfahren überlegen, das in der letzten Zeit ausgebildet worden ist. Es ist mit entsprechender Abänderung für alle Typen von Kraftwülsten anwendbar. Sein Vorteil besteht darin, daß das Innere des Kraftwulstes von einem mit gut gepolsteter und ernährter Haut ausgekleideten Kanal vollständig durchsetzt wird. Dabei ist es zunächst gleichgültig, ob dieser Kanal von oben nach unten oder in einer anderen Richtung den Kraftwulst durchzieht. Auch kommt es für das Prinzip der Methode nicht darauf an, woher die Haut zur Auskleidung dieses Kanals genommen wird; ob aus der unmittelbaren Umgebung, oder aus der Brust- oder Bauchhaut. Stets entsteht ein Kanal, dem eine große Belastung ohne Schaden zugemutet werden kann. Wie derselbe durch den Kraftwulst gelegt wird, hängt von Nebenumständen ab. Bei Muskelwülsten sollte der Kanal stets durch ihre ganze Breite verlaufen. Am besten wählt man die Stelle, die sich bei mehrfacher Beobachtung durch die größte Verkürzung auszeichnet. Bei Sehnenwülsten kann der Kanal in derselben Weise angelegt werden. Einfacher ist es, die Sehnenplatte von oben nach unten, ähnlich wie bei den schon beschriebenen Methoden der Schlingenbildung, zu durchbohren.

Wie der Kanal im Einzelfalle auch verlaufen möge, stets wird er von einem vorher allseitig geschlossenen Hautschlauch, dem durch einen breiten Stiel eine gute Ernährung zugesichert ist, ausgekleidet. Die Frage, ob dieser Schlauch im Einzelfall aus der Haut des Stumpfes oder des Rumpfes gebildet werde, hängt vom jeweiligen Befunde ab. Hier spielt die Art der primären Amputation eine große Rolle. Lange, reichliche Hautlappen ermöglichen eine leichte Deckung der gebildeten Muskelwülste. Mußte die Haut bei ihrer Umhüllung stark gespannt werden, so bleibt gewöhnlich ein Überschuß für die Kanalbildung nicht übrig. Auch bei an sich reichlich vorhandener Haut ist die Lappenbildung oft wegen narbiger Verwachsungen unmöglich. Narben gefährden infolge ihrer schlechten Gefäßversorgung die Ernährung des Lappens. Es ist dann besser, von vornherein auf die Bildung des Schlauches aus der Stumpfhaut zu verzichten. Im allgemeinen ist bei Stümpfen des Oberarms die Haut reichlicher als bei denen des Unterarms.

Bei der Bildung eines Schlauches aus der Stumpfhaut ist wiederum im Einzelfalle die Beschaffenheit und Verschieblichkeit der Haut und die Richtung des zu bildenden Kanals von größter Bedeutung. Hat man die Wahl, so sollte man den Hautlappen so anlegen, daß dessen

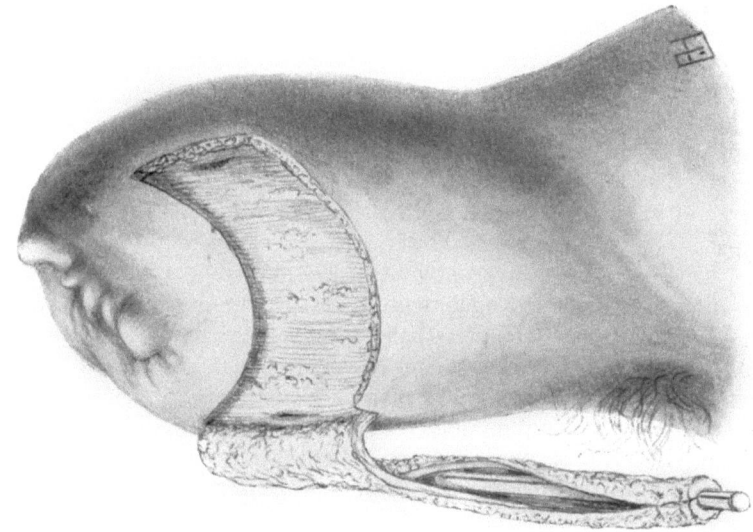

Figur 70.
Bildung des gestielten Hautlappens und seine Umformung zu einem Schlauch.

Richtung und Lage dem Verlauf des Kanals entsprechen. Man schafft so günstige Bedingungen für die Ernährung des Lappens. Auch läßt sich die Länge des Lappens leicht bestimmen.

Die Anlage des Kanals richtet sich nach der Art des Kraftwulstes. Grundregel ist, ihn an der Stelle der größten Achsenverschiebung des Sehnen- oder Muskelwulstes anzulegen. Eine genaue Beobachtung der Muskelkontraktionen kann darüber Aufschluß geben.

Die Erfahrung hat gezeigt, daß der Kanal bei Muskel- und Sehnenwülsten am besten immer durch die ganze Breite hindurchgelegt wird. Die Weite des Kanals soll nicht zu klein sein. Nach unseren Erfahrungen ist ein Durchmesser von 10—12 mm notwendig. Für die Herstellung

Die Verwendung der gebildeten Muskel- und Sehnenwülste usw. 111

des entsprechenden Hautschlauches bedürfen wir eines Lappens von etwa 6 cm Breite.

Der Gang der Operation mag an mehreren Beispielen geschildert werden.

Im ersten Falle (Fig. 70—73) handelt es sich um die Kanalbildung in der Beugemuskulatur eines kurzen Oberarmstumpfes. Aus anatomischen

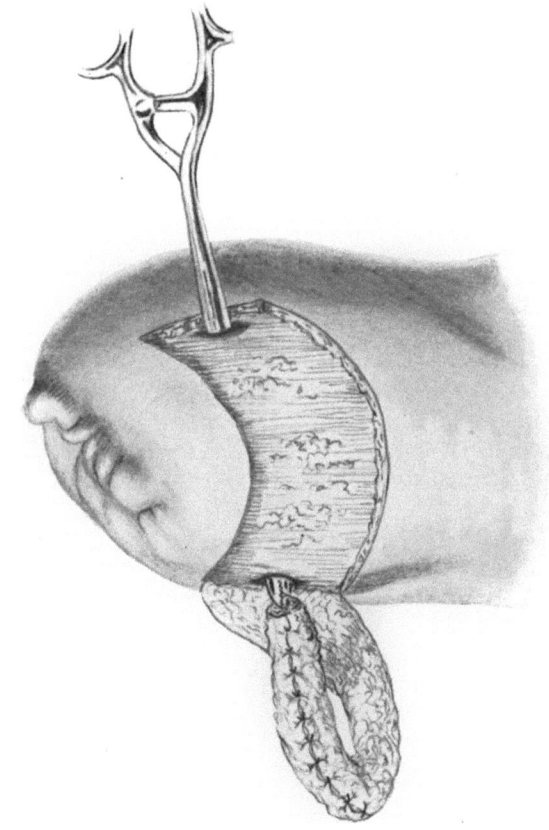

Figur 71.
Durchziehen des Hautschlauches durch den Muskelkanal.

Gründen ist die Bildung eines eigentlichen Muskelwulstes unmöglich gewesen. Da aber die Muskulatur eine sehr ausgiebige Verschieblichkeit besitzt, kann die Kraftquelle ohne die sonst notwendige Nervoperation hergestellt werden.

Zunächst werden die ungefähre Richtung des Kanals und seine Höhe festgelegt. Die Haut besitzt auf der medialen Seite des Stumpfes ihre größte Verschieblichkeit. Der Richtung des zu bildenden Kanals entsprechend, wird aus der Haut des Stumpfes ein 4 cm breiter Hautstreifen mit einem, auf der medialen Seite liegenden Stiel herausgeschnitten. Dieser Hautstreifen wird nach der Basis zu breiter. Seine

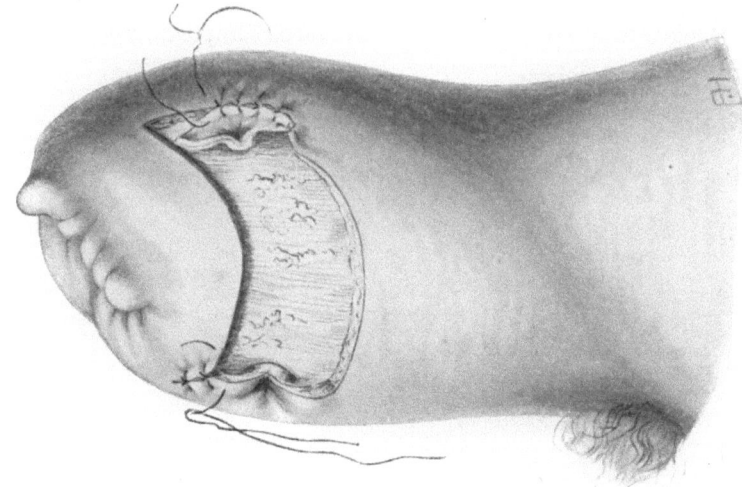

Figur 72.
Umnähung des Hautschlauches.

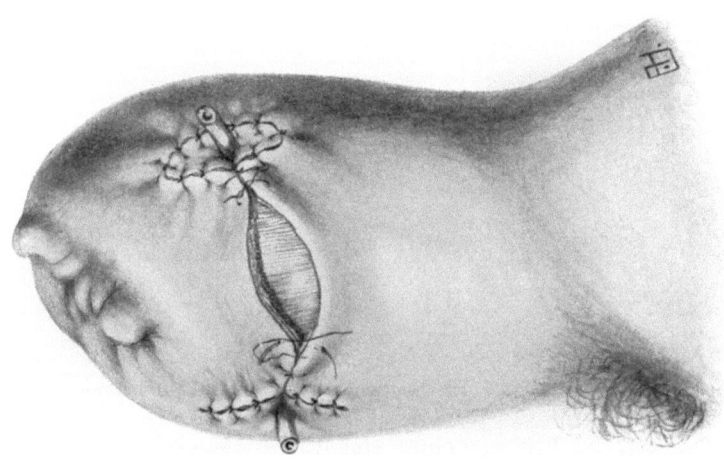

Figur 73.
Schluß des Hautdefektes.

Form, Länge und seine Richtung sind aus den Figuren zu erkennen. Das Ende des Streifens liegt etwas seitwärts von dem angenommenen Endpunkte des Kanals. Die beiden seitlichen Ränder verlaufen bogenförmig um das mediale Drittel des Stumpfes herum. Dieser Hautstreifen wird von der Faszie der Beugemuskulatur gelöst, zurückgeschlagen und in eine feuchte Kompresse eingehüllt.

Es folgt die Bildung des Kanals in der Muskulatur. Nach einem kleinen Einschnitt auf der Innenseite der Beuger geht man stumpf durch die gesamte Muskulatur mit einer Kornzange hindurch, so daß ober- und unterhalb dieses Weges etwa eine gleich starke Schicht von Muskelgewebe liegt. Beim Zurückziehen der Kornzange nimmt man einen aufgerollten Gazestreifen mit, der sich eng den Wandungen des Muskel-

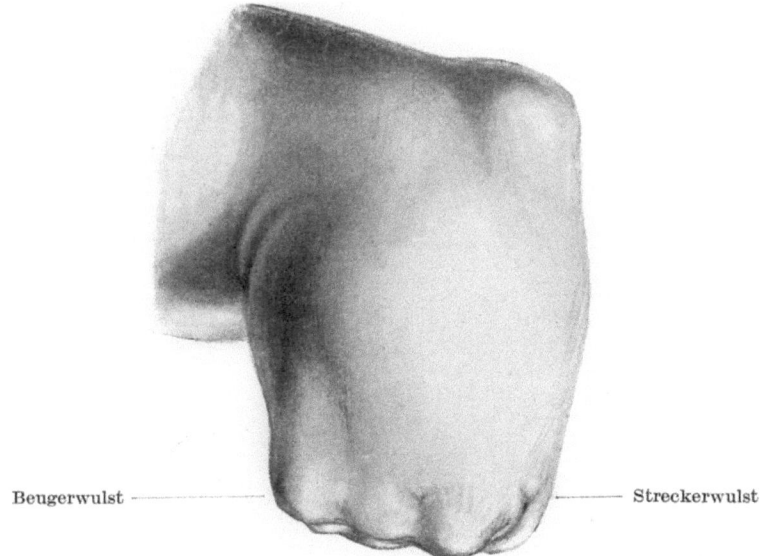

Beugerwulst ——————— ——————— Streckerwulst

Figur 74.
Kurzer Unterarmstumpf mit stark geschrumpftem Beuger- und Streckerwulst.

kanals anschmiegt. Durch Anziehen und Loslassen des Gazestreifens überzeugt man sich, daß der Kanal an richtiger Stelle liegt und allen Verschiebungen des Muskels folgen kann. Man läßt den Gazestreifen zur Stillung der Blutung in dem Kanale einige Zeit liegen.

Inzwischen wird der Hautstreifen zu einem allseitig geschlossenen Schlauch umgeformt. Man rollt die freien seitlichen Schnittränder nach innen ein und verschließt das Ende des Lappens durch zwei starke Seidennähte. Die gegenüberliegenden Wundflächen des eingerollten Lappens werden durch eine Reihe von Catgutnähten, die das subkutane Gewebe fassen, in ihrer Lage gehalten. Man kann sich die Bildung dieses Schlauches dadurch erleichtern, daß man die Haut über einen dicken Metallstab aufrollt (Fig. 76).

114   Chirurgischer Teil.

Dieser Hautschlauch muß nun durch den Muskel-Kanal hindurchgezogen werden. Zunächst wird der Gazedocht entfernt. Dann geht

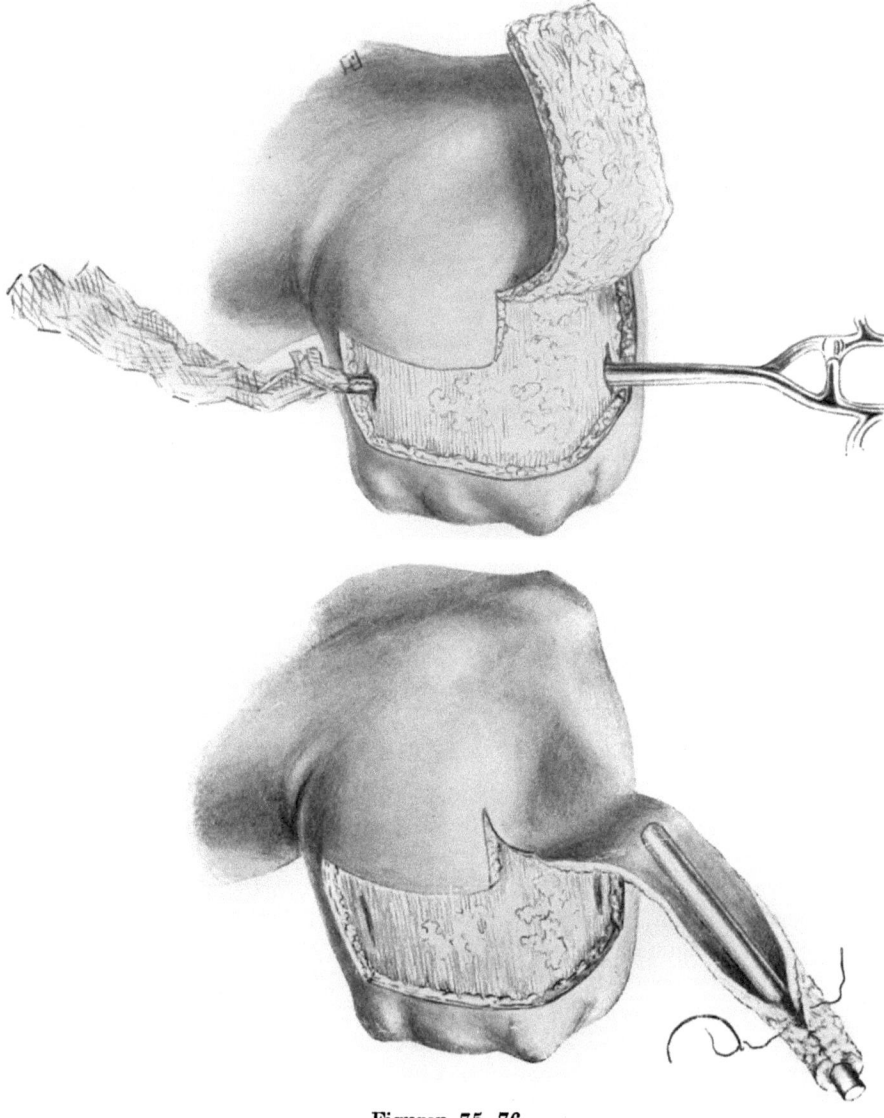

Figuren 75, 76.
Bildung des Hautlappens und Schlauches.

man mit einer Kornzange von der Außenseite des Stumpfes durch den Kanal auf die andere Seite, faßt die beiden langgelassenen Seiden-

Die Verwendung der gebildeten Muskel- und Sehnenwülste usw. 115

fäden und zieht an ihnen beim Zurückgehen mit der Kornzange langsam den ganzen Schlauch durch die Muskulatur (Fig. 80). Hierbei ist darauf zu achten, daß die Achse des Schlauches sich nicht drehe, oder

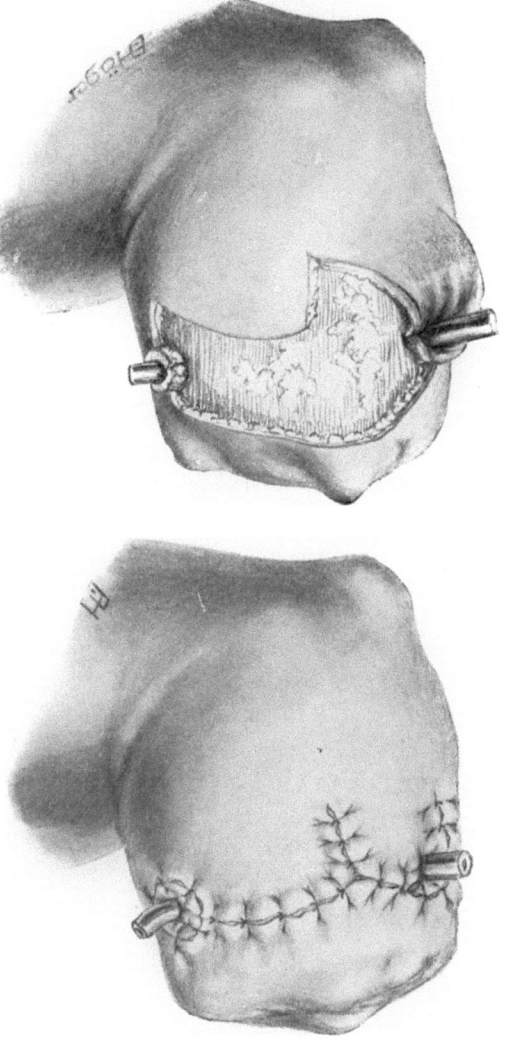

Figuren 77, 78.
Einnähung des Hautschlauchs und Schluß der Wunde.

eine Abknickung seiner Basis zustande komme. Bei richtiger Lage muß die Nahtstelle des Schlauches nach der Wundfläche des Haut-

8*

lappens gerichtet sein. Das Ende des Schlauches sollte den Kanal um 1—2 cm überragen.

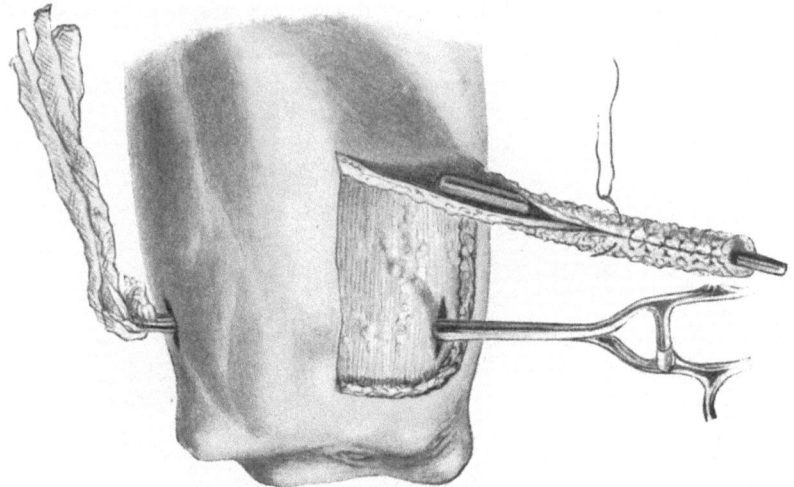

Figur 79.
Bildung des Hautschlauches aus dem gestielten Lappen.

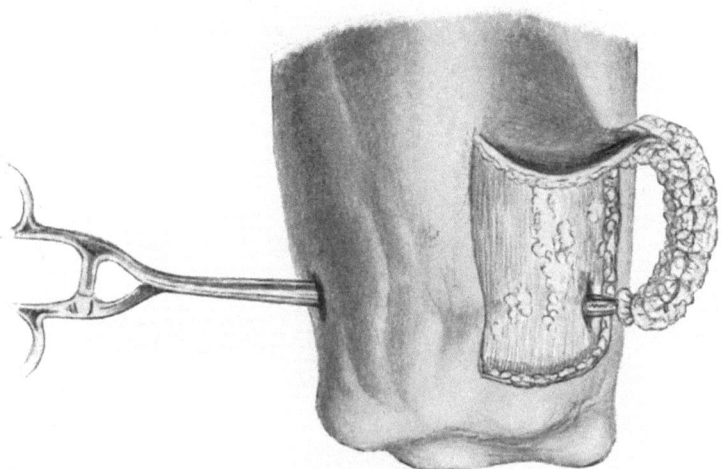

Figur 80.
Durchziehen des Schlauches durch den Muskelwulst-Kanal.

Jetzt werden die langen Seidenfäden entfernt. Die Haut am Ende des Schlauches wird auseinandergezogen und auf die Muskulatur gelegt und fixiert. Hat der Schlauch die richtige Lage und Länge, so zieht sich die Haut an der Basis des Lappens trichterförmig in den Kanal hinein und paßt sich genau den Raumverhältnissen dort an. Nunmehr werden die freien Hautränder allseitig miteinander vernäht. Besteht eine größere Spannung, so ist eine Ablösung der Haut von der Unterlage auf einige Zentimeter notwendig. Nicht selten wird man zu einer Deckung eines Teiles der Wundfläche durch eine Transplantation nach Thiersch gezwungen sein.

Durch diese Operation wird der Muskelwulst mit einem breiten Kanal durchsetzt. Die Auskleidung des Kanals mit gut ernährter, gepolsterter Haut ermöglicht

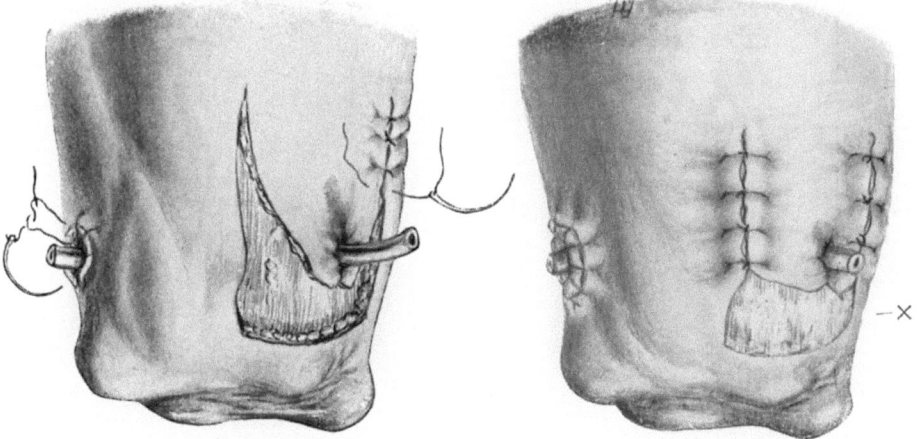

Figuren 81, 82.
Einnähen des Schlauches und Schluß der Hautwunde. × Dieser Bezirk mußte durch Thiersch sche Transplantation gedeckt werden.

später eine starke Belastung ohne ungünstige Nebenwirkung. Ein in dem Kanal liegender Elfenbeinstift wird alle Bewegungen der Muskulatur mitmachen. Bei ihrer Verkürzung rückt er herauf, bei ihrer Entspannung steigt er herunter.

Nach acht bis zehn Tagen ist die Einheilung des Hautschlauches erfolgt. Die Belastung des Kraftkanals kann nach zwei bis drei Wochen erfolgen[1]).

Die Bilder (Fig. 74—78) zeigen die Anlage eines Kraftkanals bei einem **kurzen** Unterarmstumpf. Sie sind ohne Beschreibung verständlich.

Ebenso die Figuren 79—82, welche die Herstellung eines Kraftkanals bei einem Muskelwulst eines **mittleren** Unterarmstumpfes wiedergeben. Figur 79 zeigt einen Unterarmstumpf mittlerer Länge nach

---

[1]) Während des Druckes dieser Arbeit sind auch von Enderlen mehrere Kriegsinvaliden in dieser Weise mit Erfolg operiert worden.

der Bildung zweier Kraftwülste aus der Beuge- und Streckmuskulatur des Unterarms. Das zweite Bild (Fig. 80) zeigt die Umschneidung des Hautlappens, aus dem der Schlauch für den Kraftkanal des Beugerwulstes gebildet werden soll. Die Spannungsverhältnisse der Haut zwangen zu einer anderen Schnittführung als bei dem Oberarmstumpfe. Die Längsachse des Hautlappens verlief nicht mehr senkrecht zur Längs-

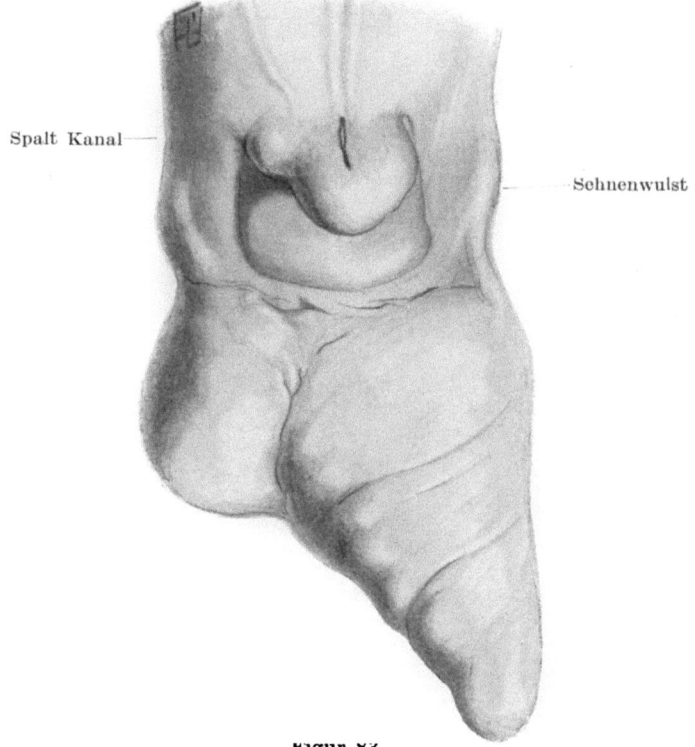

Figur 83.
Durchbohrung eines Sehnenwulstes.

achse des Stumpfes und parallel zu der Richtung des Kanals, sondern parallel zur Längsachse des Stumpfes. Im übrigen wurde die Operation ebenso ausgeführt wie es oben beschrieben wurde. Ein vollständiger Schluß des Hautdefektes durch die Naht war unmöglich. Die Deckung eines zwei Quadratzentimeter großen Bezirkes mit Thierschschen Läppchen erwies sich als notwendig. Die Einheilung des Schlauches erfolgte ebenso wie die Anheilung der Läppchen glatt in acht Tagen.

Auch bei langen Unterarm- oder Handstümpfen wurde die Bildung des Kraftkanals im Sehnenwulst mit dieser Methode vorgenommen.

Die Verwendung der gebildeten Muskel- und Sehnenwülste usw.   119

Bei solchen Stümpfen reicht gewöhnlich die Haut für die Schlauchbildung nicht aus. Man ist infolgedessen genötigt, den Hautlappen von einem anderen Körperabschnitte herzunehmen und in den Kanal des Sehnenwulstes zu verlagern. Am einfachsten benutze man die Haut aus der Vorderseite der Brust.

Zunächst überzeugt man sich durch Anpassen des Armes an die Brust, an welcher Stelle am leichtesten und besten die Hautentnahme erfolgen könne. Auch wird gleichzeitig entschieden, in welcher Richtung

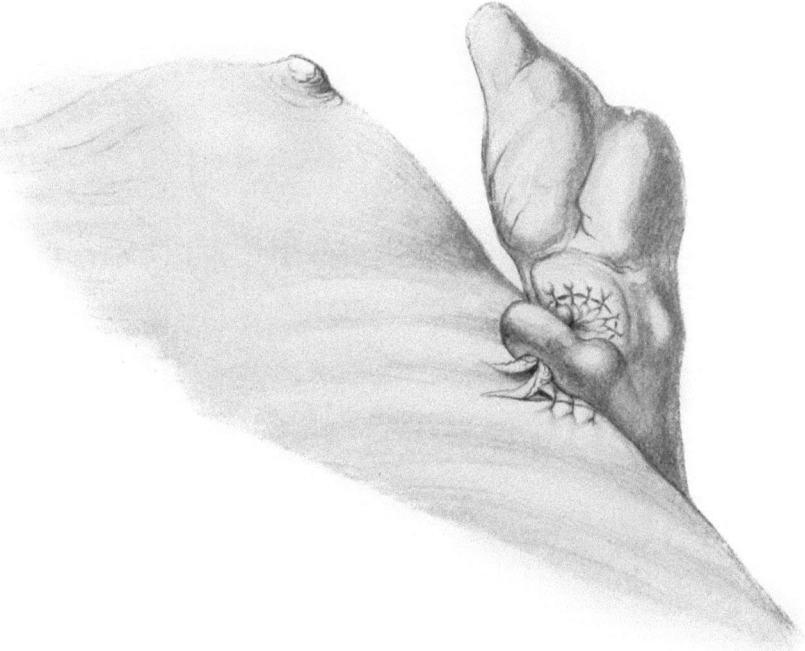

Figur 84.
Durchziehen eines gestielten Hautschlauches der aus Brust durch einen Sehnenwulst.

der Hautlappen verlaufen, wie groß, wie geformt er sein muß, und wie bei guter Ernährung und richtiger Lage des Stieles die Haut ohne Spannung durch den Wulst durchgezogen werden kann. Einige Markierungspunkte erleichtern die Bildung dieses Hautlappens.

Nach diesen Vorbereitungen wird der Sehnenwulst genau in der Mitte von oben nach unten durchbohrt (Fig. 83), ähnlich wie es bei der Schlingenbildung beschrieben wurde. Der Spalt muß so groß sein, daß der Hautschlauch ohne zu starken Seitendruck durch ihn hindurchgezogen werden kann. Der Spalt wird mit Gaze ausgestopft. Die Bildung des Hautlappens aus der Brust geschieht nach den üblichen Regeln. Es folgt seine Umwandlung zu einem geschlossenen Schlauch. Der durch die Herausnahme des Lappens entstehende Defekt in der Brusthaut wird sofort durch Naht beseitigt. Nunmehr bringt man den Unterarmstumpf in die richtige Lage zur Brustwand, so daß man nach Entfernung des Dochtes den gebildeten Hautschlauch durch den Spalt des Sehnenwulstes hindurchziehen kann. Hierbei ist darauf zu achten, daß der Lappen nicht abgeknickt, oder seine Achse gedreht wird. Der Arm muß von

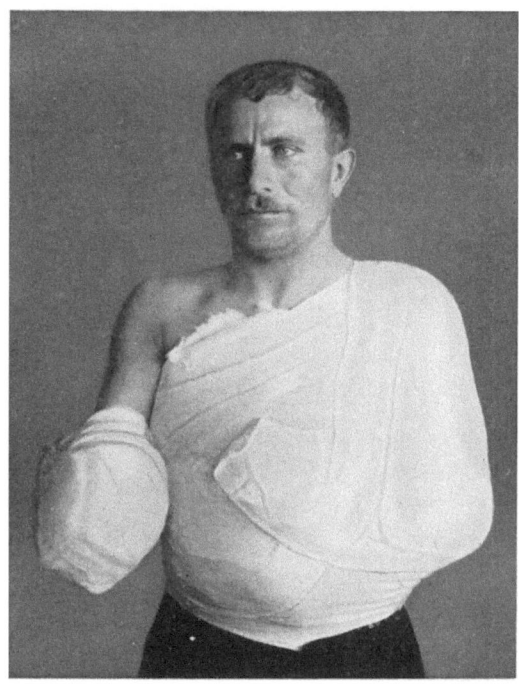

Figur 85.
Gipsverband zur Fixation des Armstumpfes am Brustkorb bei einem doppelt Amputierten.

einem Assistenten sorgfältig in der richtigen Lage gehalten werden. Der Endteil des durchgezogenen Schlauches wird auf die Unterfläche des Sehnenwulstes herumgeschlagen und dort mit den hier liegenden Hauträndern des Spaltes vernäht (Fig. 84). Schließlich wird der ganze Arm nach Beendigung der Operation in richtiger Haltung und Lage am Brustkorb festgegipst (Fig. 85). Nach acht Tagen kann der Gipsverband entfernt werden. Die Einheilung des Hautschlauches ist erfolgt, und der Stiel kann abgetragen werden.

Diese Methode ergibt eine weniger gute Auskleidung des Kraftkanals. Die Ernährungsverhältnisse des Schlauches sind nicht mehr so günstig wie bei der Benutzung der Haut des Stumpfes selbst. Der aus der Brust entnommene Lappen bleibt lange Zeit ödematös und ist weniger widerstandsfähig.

4. Das Verhalten des Kraftwulstes nach der Bildung des Kanals.

Nach der Herstellung des Kraftkanals sind die chirurgischen Voraussetzungen für die willkürlich bewegliche künstliche Hand erfüllt. Damit ist aber die Aufgabe des Chirurgen keineswegs beendet. Viel-

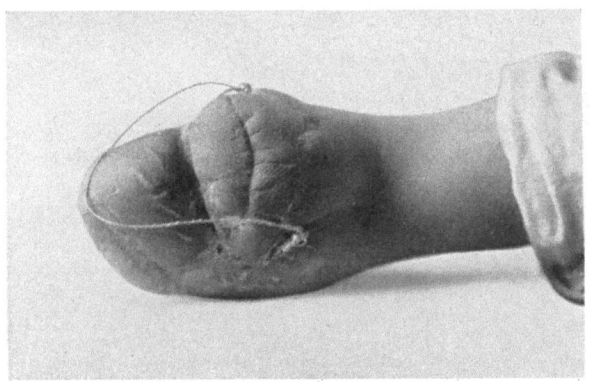

Figur 86.
Kraftwulst mit Elfenbeinstift ausgerüstet.

mehr muß jetzt unter seiner Leitung die Leistungsfähigkeit der Kraftquelle gesteigert und durch den Willen des Invaliden geschult werden. Dieser muß lernen, den Kraftwulst ausgiebig zusammenzuziehen. Er muß kurze, mittlere und lange Exkursionen vollziehen können und vor allen Dingen in der Lage sein, alle diese Bewegungen in den verschiedensten Stellungen und Haltungen des Stumpfes vorzunehmen. Es ist überraschend, wie im Anfang die Bewegungen des Kraftwulstes nur bei einer bestimmten Haltung des Stumpfes, gewöhnlich bei der senkrechten nach unten, möglich sind, und wie erst allmählich auch in jeder anderen Stellung die nötige Arbeit verrichtet werden kann.

Mit der Möglichkeit, den Kraftwulst mechanisch zu armieren, gewinnt aber der Arzt auf die Gestaltung und Leistungsfähigkeit der gewonnenen Kraftquelle einen außerordentlichen Einfluß. Man kann dem Invaliden bestimmte Aufgaben stellen und die Leistungen des Kraftwulstes nach genauen physikalischen Methoden messen. Es scheint fast, als ob die richtige Entwicklung des Kraftwulstes erst in dem Augenblick

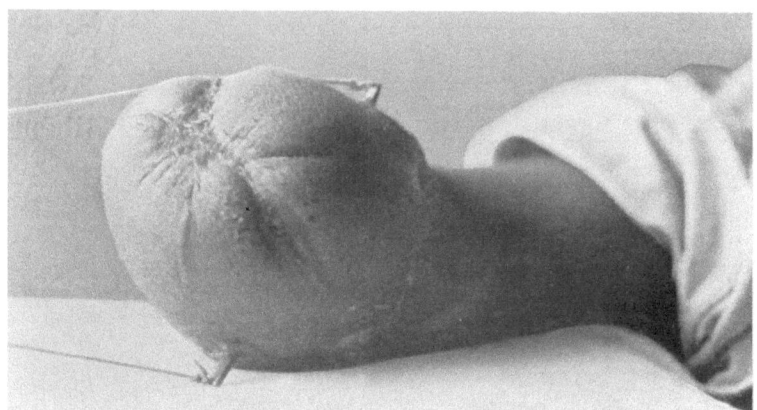

Figur 87.
Kraftwulst mit Elfenbeinstift ausgerüstet.

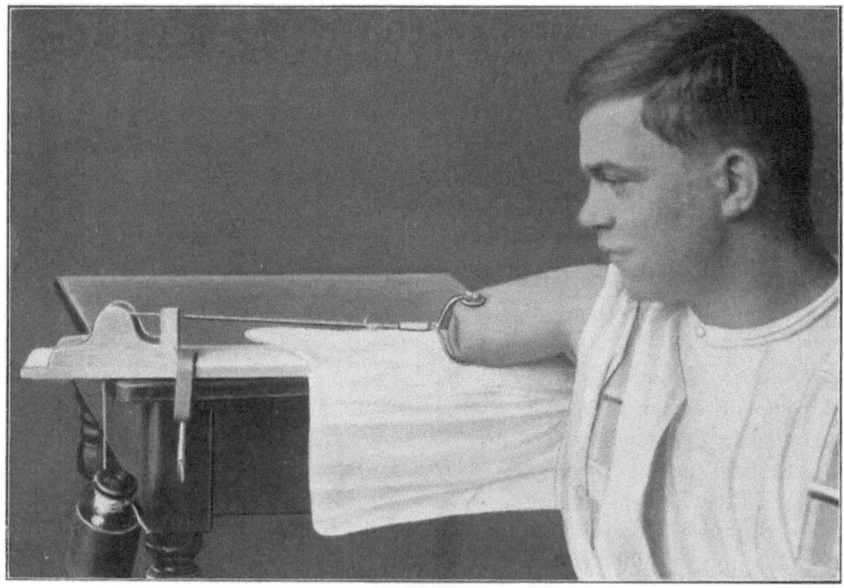

Figur 88.
Einübung des Kraftwulstes durch Zug. (Heben eines Gewichtes.)

einsetzt, wenn seine Kraft zur Leistung wirklicher Arbeit herangezogen wird. Mit der Belastung der Kraftquelle wächst ihre Leistung.

Das Verhalten des Kraftwulstes nach der Bildung des Kanals.

Die Einschulung der Kraftquelle soll systematisch erfolgen. Auf den Bildern (Fig. 86, 87) ist die Kraftquelle mit einem Elfenbeinstift armiert, an dessen Enden zwei starke Seidenfäden angebracht sind. 14 Tage nach Fertigstellung des Kanals beginnen einfache Übungen. Durch Anziehen der Seidenfäden mit der anderen Hand läßt man den Kraftwulst einen Widerstand überwinden, der beliebig verstärkt werden kann. Die Soldaten zeigen gewöhnlich sehr bald Verständnis für diese

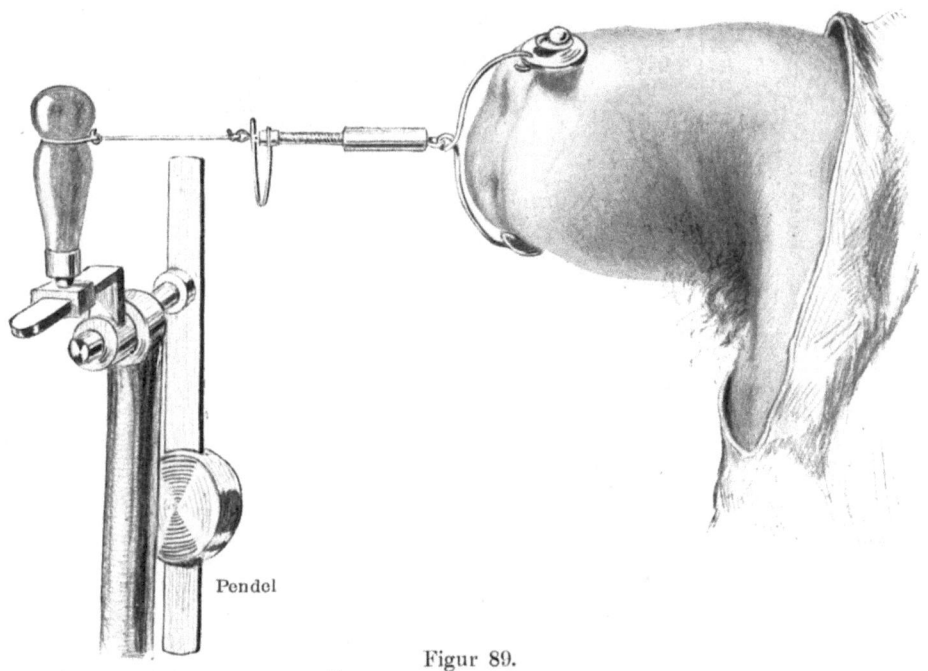

Figur 89.
Übung am Pendelapparate.

Übung. Schon nach einigen Tagen können schwierigere Aufgaben gestellt werden.

Das nächste Bild (Fig. 88) zeigt, wie das geschieht. Mit Hilfe eines Bügels, der an dem Stift befestigt ist, wird eine dicke Schnur am Stumpf über eine Rolle geleitet und belastet. Der Invalide sitzt an einem kleinen Tische, auf dem der Stumpf aufliegt. An der anderen Seite des Tisches ist diese Rolle angebracht. Der Invalide erhält nun die Aufgabe, Gewichte durch Verkürzung seines Kraftwulstes zu heben. Dabei ist darauf zu achten, daß diese Arbeit ausschließlich von der Kraftquelle und nicht durch Zurückziehen der Schulter oder Ausweichen mit dem ganzen Körper geleistet werde. Sorgsame Aufsicht verhindert Fehler und Täuschungen.

Allmählich steigert man die Aufgabe durch stärkere Belastung der Schnur. Man hat an der Größe des Gewichts und an dem Grad seiner Hebung einen genauen Maßstab für die mögliche Arbeitsleistung des Wulstes.

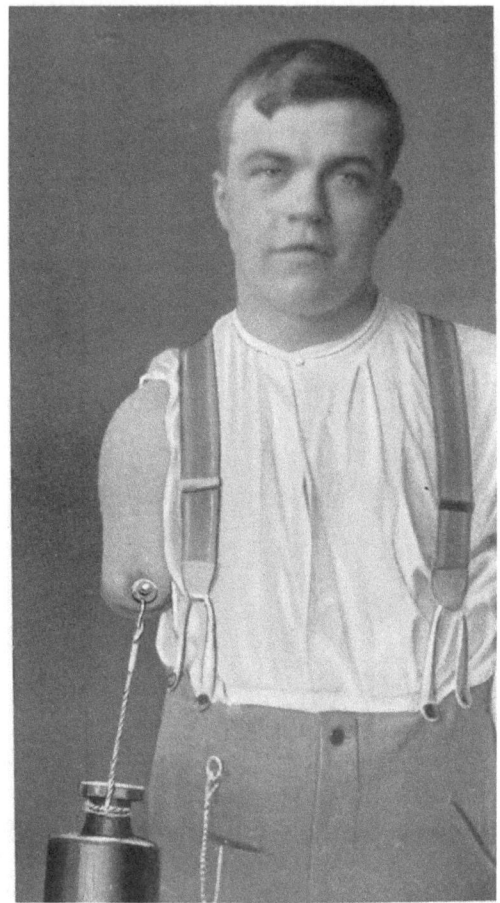

Figur 90.
Belastung der Kraftquelle durch starke Gewichte.

Auch die gewöhnlichen Pendelapparate unserer Krankenhäuser können, wie das Bild (Fig. 89) zeigt, erfolgreich für die Übungen des Kraftwulstes herangezogen werden. Fig. 91 zeigt einen von der Firma Windler hergestellten Meßapparat, der eine genaue Feststellung der Hubkraft und Hubhöhe des Muskelwulstes ermöglicht.

Nach einiger Zeit wird man der Kraftquelle noch mehr zumuten können. In senkrechter Haltung wird der Stumpf mit Gewichten bis zu 15 und 20 kg (Fig. 90) belastet. Man gewöhnt so die Haut des Kraftkanals an stärksten Druck und macht sie für die spätere Arbeit geeigneter.

Eine der Hauptbedenken gegen die Verwendung lebender Kraftquellen für eine künstliche Hand war die Annahme, daß die Muskel- oder Sehnenwülste auf die Dauer die Belastung nicht aushalten würden. Nach den bisherigen Erfahrungen bei mehreren vor 3—7 Monaten

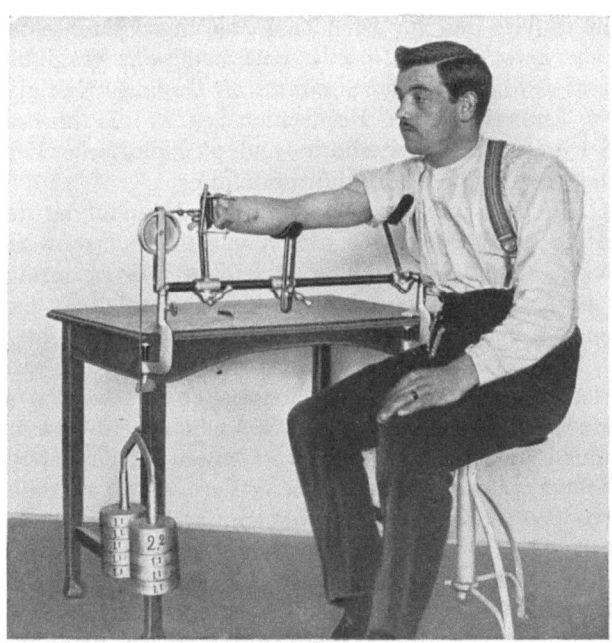

Figur 91.
Apparat zur Feststellung der Hubhöhe und Hubkraft eines Muskelwulstes.

operierten Soldaten ist das nicht der Fall. Im Gegenteil, die Leistungsfähigkeit der Kraftwülste nimmt nicht ab, sondern zu.

Im Anfang wird eine sorgfältige Pflege der Haut des Stumpfes neben gymnastischer Übung der Muskulatur notwendig sein. Man sucht durch Salben die Haut geschmeidiger zu machen. Namentlich sorgt man auch dafür, daß der Hautkanal im Kraftwulst regelmäßig gereinigt wird. Es empfiehlt sich in der ersten Zeit, den Stift nur wenige Stunden am Tage und erst später den ganzen Tag liegen zu lassen. Nachts sollte er immer entfernt werden. Am Abend reinigt man den Kanal mit einem Benzintupfer. Seine Haut wird mit Zinkpaste eingeschmiert. Diese Pflege des Stumpfes und des Kraftkanals überträgt man den Soldaten selbst. So werden sie erzogen, auch für die Zukunft sich ihres Stumpfes anzunehmen. Durch richtige Behandlung des Stumpfes können Abscheuerungen und Entzündungen der Haut vermieden werden.

Auch ein anderer Einwand kann entkräftet werden. Es wurde befürchtet, daß der Kanal sich im Laufe der Zeit ausweiten und die Weichteile an der Belastungsstelle dünn und nachgiebig werden würden. Eine gewisse Zunahme der Größe des Kanals ist wahrscheinlich. Dagegen ist es nach den vorliegenden Erfahrungen ausgeschlossen, daß der Kraftwulst unter dem Einfluß der Belastung seine Tragfähigkeit verliert. Im Gegenteil, die Muskulatur nimmt an Umfang, Festigkeit und Kraft zu. Die Einbettung des Hautschlauches in die Muskulatur schafft eben viel günstigere mechanische und physiologische Verhältnisse, als die früher vorgeschlagene Schlingenbildung.

Die Durchführung der systematischen Einschulung der Kraftquelle wird häufig durch Störungen der Wundheilung erschwert und herausgeschoben. Schon die Bildung des Kraftwulstes erfolgt keineswegs immer glatt. Fadeneiterungen, kleine Abszesse und hartnäckige Infiltrationen können eintreten und die Ausheilung sehr in die Länge ziehen. Es liegt auf der Hand, daß damit auch der zweite Akt, die Kanalisierung des Kraftwulstes hinausgeschoben werden muß. Es vergehen oft Wochen und Monate bis zur Ausführung der zweiten Operation. Die schönen runden Kraftwulste verkleinern sich und büßen einen Teil ihrer Verkürzungsfähigkeit ein. Dieser Verlust läßt sich allerdings später durch entsprechende Übung nachholen.

Nicht selten werden die Invaliden durch solche Störungen ungeduldig und verlieren das Vertrauen zum Erfolg. Sachliche Aufklärung und Zuspruch beseitigen solche Stimmungen leicht.

Die Entstehung dieser Wundentzündungen und Eiterungen sind zweifellos die Folge der ungünstigen Beschaffenheit der Stümpfe. In den Narben der Muskeln, vor allen Dingen der Knochen, befinden sich von früher her Ablagerungen von Entzündungserregern. Sie werden durch den neuen Eingriff mobilisiert und rufen Eiterungen hervor. Wir wissen ja, daß auch bei anderen operativen Eingriffen in Gebieten früherer Entzündungen solche Störungen leicht entstehen (Osteomyelitis). Ernstere Bedeutung gewinnen sie nicht. Ja es kommt kaum vor, daß die Kraftwülste durch sie in ihrem Bestehen gefährdet werden. Ruhe und antiseptische schonende Behandlung der Entzündungsherde und vor allem Geduld sichern einen guten Verlauf.

Auch die Einheilung des Hautschlauches im Kraftwulst erfolgt keineswegs immer glatt. Zunächst kann eine Wundentzündung die Einheilung gefährden. Auch kommt es ab und zu am distalen Ende des Schlauches zur Nekrose und Abstoßung eines kurzen Hautstückes. Diese Nekrose wird durch schlechte Gefäßversorgung oder durch Druck der Haut im Kanal hervorgerufen. Seltener verhindert die Bildung eines Hämatoms die glatte Einheilung des Lappens. Gute Stielung, möglichst entfernt vom Narbenbezirk, und genügende Breite des Lappens verhindern am besten die Nekrose. Auch ausreichende Weite des Kanals und gute Blutstillung sind wichtige Voraussetzungen für die Heilung.

Tritt eine Nekrose ein, so kann man trotzdem in einiger Zeit eine Epithelisierung des Kanals von innen und außen her erwarten. Es ist häufig notwendig, überschüssige Granulationen bei der Ausmündung des Kanals mit der Schere und dem Höllensteinstift zu entfernen.

Während des Heilungsstadiums führt man durch den Kanal eine dicke Bleisonde. Nach alten Erfahrungen soll das Blei die Epithelisierung granulierender Flächen unterstützen. Auch wir haben den Eindruck, als ob diese Beobachtung richtig sei. Regelmäßige Bäder des Stumpfes und sorgfältige Pflege der Haut in der Umgebung der granulierenden Wundfläche sind zur Verhütung von Ekzemen notwendig. Einige Male mußten wir bei größerer Nekrose des Hautschlauches das entsprechende Ende des Muskelkanals spalten, um schnell und sicher seine Auskleidung mit Epithel zu ermöglichen.

Es kann nicht überraschen, daß die gesamten Störungen der Wundheilung besonders in Sehnenwülsten beobachtet werden. Der anatomische Aufbau und die Ernährung eines Sehnenwulstes sind für die Einheilung transplantierter Gebilde besonders ungünstig. Schon geringe Störungen in der Wundheilung können den ganzen Erfolg der Operation in Frage ziehen. Nach unserer heutigen Erfahrung legen wir darum, wenn immer möglich, den Hautkanal im Muskel selbst, also oberhalb seines Sehnenabschnittes, an. Die plastische Umgestaltung des Sehnenendes erfolgt nur zu dem Zweck, die freie Beweglichkeit des Muskels zu sichern. Die übertragende Kraft auf die Maschine der künstlichen Hand erfolgt dann unmittelbar vom Muskel unter Ausschaltung seiner Sehnen.

V. Allgemeine anatomisch-chirurgische Forderungen für die technische Herstellung der künstlichen Hand.

Wir beginnen mit dieser Überschrift den schwierigsten Abschnitt unserer Abhandlung. Zum ersten Male soll hier versucht werden, im Zusammenhang die Richtlinien anzugeben, die für die technische Herstellung der künstlichen Hand von Bedeutung sind. Die künstlichen Hände, die uns bis jetzt zur Verfügung stehen, sind lediglich nach technischen Gesichtspunkten erbaut. Sie vernachlässigen anatomische und funktionelle Besonderheiten der lebenden Hand und verstoßen oft geradezu gegen grundlegende Voraussetzungen. So kommt es, daß keines der bisherigen Handmodelle genügt. Ohne Kenntnis von Bau und Funktion der lebenden Hand kann auch ein geschickter Techniker ein brauchbares Handmodell nicht herstellen. Darum wurde im ersten

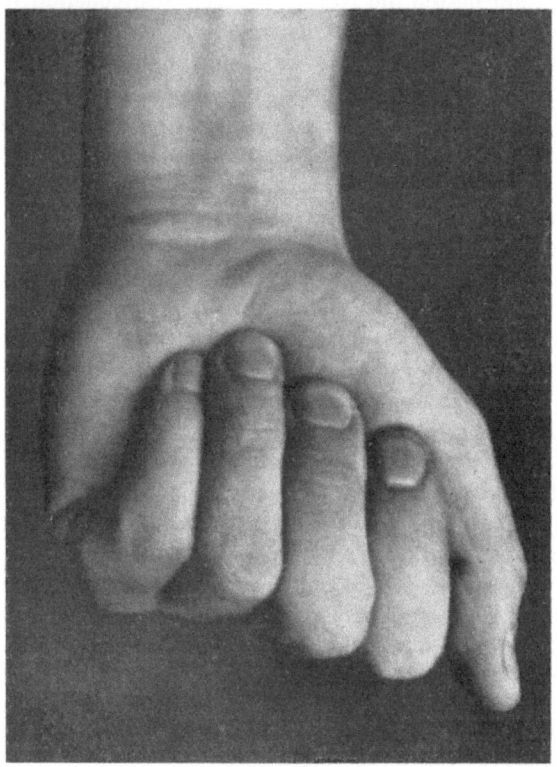

Figur 92.
Rechte Hand. Schlußstellung der Fingerbeugung. Die Kuppe des 4. Fingers greift in die Längsrinne zwischen Daumen- und Kleinfingerballen ein. Schräge Richtung des Greifkanals.

Teil unserer Arbeit so ausführlich die Anatomie der Hand berücksichtigt, und darum soll hier noch einmal im Zusammenhang auf wichtige Tatsachen aufmerksam gemacht werden.

Die praktische Lösung unserer Forderung liegt in der Hand des Technikers. Ihm steht der Weg zur Erreichung seines Zieles frei. Vielleicht gelingt ihm eine besonders zweckmäßige Konstruktion, an die wir bisher nicht gedacht haben. Für die Art der Kraftübertragung, ob durch Zug- oder durch Hebelwirkung, für den Bau der Gelenke und für eine Reihe anderer technischer Fragen muß er sich selbst seinen Weg zeichnen. Es gibt sicherlich hierfür viele Möglichkeiten.

Die vom Chirurgen gebildeten Kraftquellen sind in erster Linie für die Bewegung der künstlichen Hand bestimmt. Bei kurzem Oberarmstumpf, bei dem für die Benutzung der Prothese eine Beugung des Ellenbogens erforderlich ist, müssen andere Hilfskräfte herangezogen

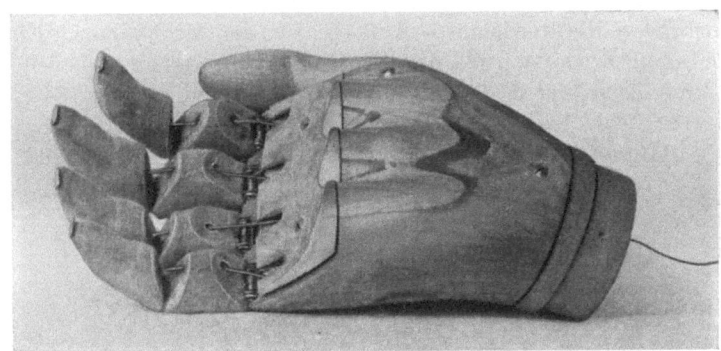

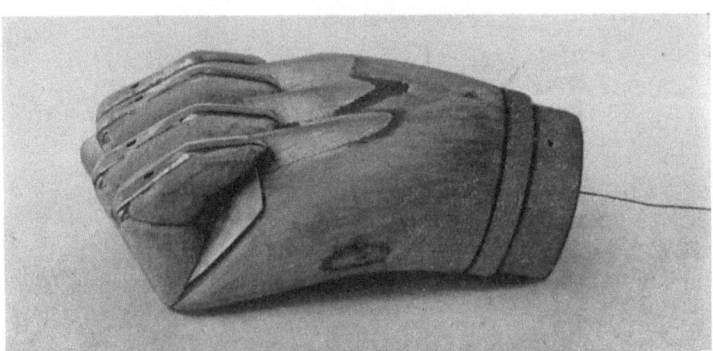

Figuren 93, 94.
Modell einer Breitgreifhand in offener und geschlossener Stellung (umgeänderte Hand nach Stodola).

werden. Es empfiehlt sich, das alte Ballifsche Prinzip, die Benutzung der Schulterbewegung als Kraftquelle heranzuziehen. In jedem einzelnen Falle wird die Aufgabe nach der Zahl der vorhandenen Kraftquellen und nach der Beschaffenheit des Stumpfes sich richten müssen. Grundlegend bleibt aber, daß die Bewegung der künstlichen Hand durch die vom Chirurgen gebildete Kraftquelle besorgt wird; während die Hilfskräfte der Bewegung der Prothese dienen.

Erstens. Die Funktion der willkürlich beweglichen Hand muß Bezug nehmen auf die Leistung der lebenden. Hier kommt in erster

Linie die Bewegung des zweiten bis fünften Fingers in Betracht, wie sie beim Ergreifen eines Gegenstandes natürlich sich vollzieht. Die Figur 92 zeigt uns die Schlußstellung des gebeugten zweiten bis fünften Fingers. Man erkennt die schräge Richtung des Greifkanals der Finger. Hervorzuheben ist weiter, daß der vierte Finger mit seiner Kuppe in die Grube zwischen dem Daumen und Kleinfingerballen einschlägt. Die Herstellung einer solchen ,,Breit-Greif-Hand" bleibt unter allen Umständen die vornehmste Aufgabe für den Mechaniker. Eine solche Greifhand berücksichtigt die häufigsten, im täglichen Leben vorkommenden Bewegungen der lebenden Hand. Figur 93 und 94 zeigen ein

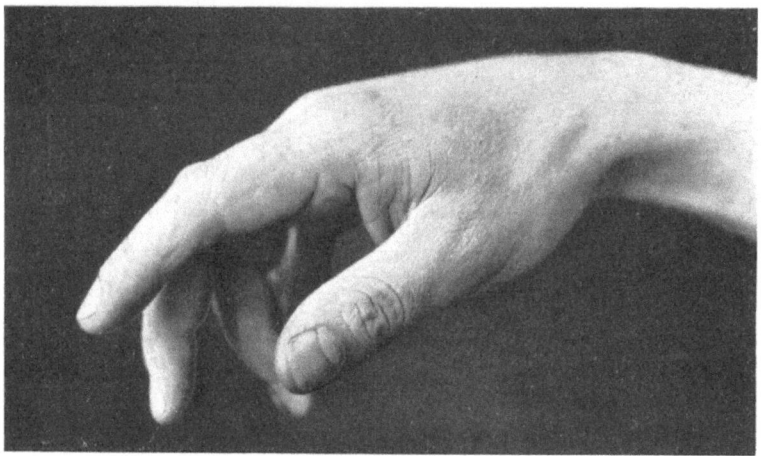

Figur 95.
Rechte Hand. Sie steht in leichter Volarflexion, wie sie bei der Breitgreifhand gefordert wird.

bereits benütztes Modell einer Breitgreifhand in offener und geschlossener Stellung.

Die künstliche Hand muß leicht bewegbar und trotzdem fest gebaut sein. Die Verwertbarkeit und Güte einer künstlichen Greifhand werden durch Nebenumstände bedingt. Entsprechend der Stellung der lebenden Hand beim Greifen muß auch die künstliche Hand mit einer leichten Volarflexion dem Vorderarm fest angefügt sein, etwa so, wie die obenstehende Figur 95 angibt. Die künstliche Hand muß weiter vor dem Greifakt in die Faß- oder Greif-Wendestellung übergeführt werden können. Diese sogenannte Pronationsbewegung kann man bei Unterarm- oder bei Oberarmamputierten in der Mehrzahl durch die noch möglichen Drehbewegungen des Stumpfes selbst erreichen. In wenigen Fällen wird man auf diese Pronationsbewegungen verzichten und die Hand von vornherein in einer Mittelstellung befestigen oder aber die nötige Kraft für solche Drehbewegungen aus den Bewegungen der Schulter herleiten.

Die Greifwirkung wird sich beim Schließen der Finger zu einem Greifkanal durch die Anbringung eines Widerlagers vervollkommnen lassen, wie es der Daumenballen an der natürlichen Hand darbietet. Die Bewegung dieses Widerlagers gegen die Spitzen des zweiten bis vierten Fingers müßte durch die gleiche Kraftquelle, welche das Greifen vermittelt, ausgeführt werden.

Die Streckung der Finger nach der Greifaktion kann bei Verwendung einer Strecker-Kraftquelle willkürlich eingeleitet werden

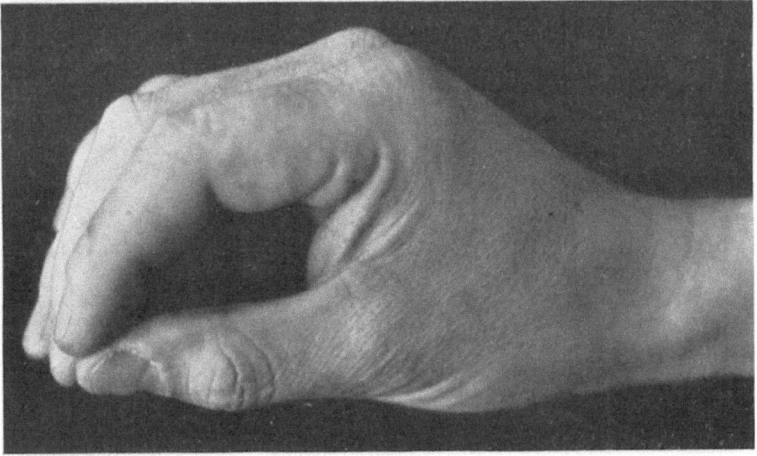

Figur 96.
Rechte Hand. Der Daumen berührt 2. und 3. Finger und greift zwischen deren Fingerbeeren ein. Diese Haltung entspricht der Schlußstellung an der Spitzgreifhand.

„Leicht federnde" Apparate hätten die Überführung der Finger in die Streckstellung zu unterstützen. Diese haben auch bei der reihenweise zu erfolgenden Beugung der drei Fingerglieder Dienste zu leisten und sind dementsprechend besonders anzufertigen, wie das weiter S. 134 auseinandergesetzt wird. Bei Fehlen einer zweiten Kraftquelle muß die Streckung durch entsprechend stärkere Federn allein besorgt werden.

Die Greifhand, welche das Erfassen von Gegenständen durch den zweiten bis fünften Finger und zugleich die Streckung derselben willkürlich ermöglichen soll, hat als grobe Arbeitshand Dienste zu tun. Sie kann Grobhand oder Breitgreifhand genannt und von anderen künstlichen Händen unterschieden werden. Sie sollte in ihrer Einfachheit des Zweckes in aller Vollkommenheit und ohne andere Zutaten hergestellt werden und als ein besonderes Modell bestehen

9*

Zweitens. Eine zweite Art künstlicher Hand, auf welche die zur Verfügung stehenden zwei Kraftquellen willkürlich einzuwirken haben, soll erstens die Gegen- und die Rückstellung eines ungegliederten, in leichter Beugestellung befindlichen, einheitlichen Daumens und zweitens die Beugung und Streckung eines breiten Doppelfingers ermöglichen. Letzterer hat der Breite des zweiten und dritten Fingers zu entsprechen. Der Daumen sei nur im Handwurzel-Mittelhand-Gelenke beweglich.

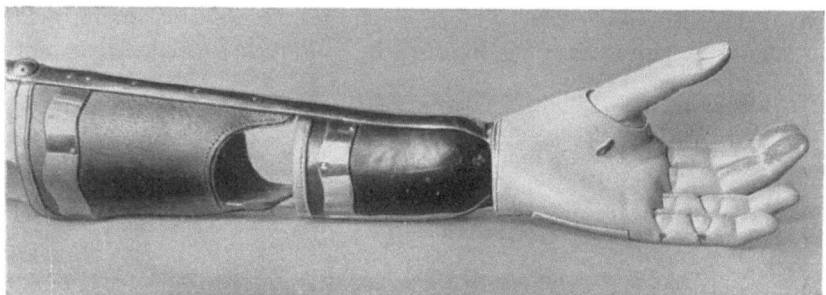

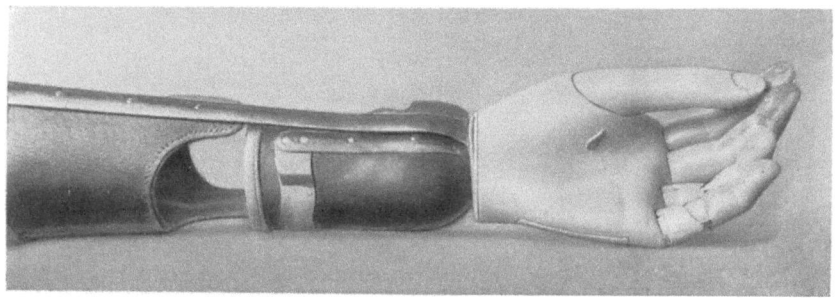

Figuren 97, 98.
Modell einer Spitzgreifhand in offener und geschlossener Stellung.
(Firma Rohrmann, St. Gallen.)

Bei der Gegenstellung des Daumens gegen die gleichzeitig sich beugende Platte des zweiten und dritten Fingers soll die Berührung der den Fingerbeeren entsprechenden Flächen zum festen Schlusse erzielt werden. Dabei hat der Daumen, wie die Figur 96 es wiedergibt, zwischen zweitem und drittem Finger einzugreifen (Fig. 97 und 98).

Das Vorhandensein eines vierten und fünften Fingers spielt keine Rolle.

Eine solche Hand dient für feinere Arbeit; sie erfaßt die Gegenstände zwischen der Spitze des Daumens und der Fingerplatte und kann Feinhand oder Spitzgreifhand genannt werden.

Auch diese künstliche Hand sollte mit anderen Funktionen nicht betraut werden, die ihr zugewiesenen indessen in größtmöglicher Vollkommenheit ausführen können. (Sie würde als ein besonderes Modell eingeführt werden müssen, welches mit einer Breitgreifhand auszuwechseln wäre.)

Handelt es sich um Verwundete mit Unterarmstümpfen, welche die Handumwendbewegungen (Pronation und Supination) noch willkürlich ausführen können, so wird die Einstellung der Spitzgreifhand einwandfrei und willkürlich vollzogen. Fielen Pronatoren und Supinatoren fort, so würde die Hand in der mittleren Haltung zwischen Pronation und Supination dem Stumpfe fest anzufügen sein, wobei der Daumen also kopfwärts zu stehen käme. Geringe Grade der Pronation wären durch den Oberarmstumpf auszuüben.

Die Anfügung dieser Spitzgreifhand an die Prothese hätte in leichter Dorsalflexion zu geschehen (vgl. Fig. 96).

Die Beuger-Kraftquelle muß, zweigeteilt, naturgemäß die Gegenstellung des Daumens und die Beugung der ungegliederten Fingerplatte, die Strecker-Kraftquelle die Rückstellung des Daumens und die Streckung des zweiten und dritten Fingers ausführen. Letztere Bewegung kann unschwer durch Federkraft ersetzt oder verstärkt werden.

Drittens. Die künstliche Breitgreif- und namentlich die Spitzgreifhand sollen in erster Linie der Erwerbsarbeit je nach der Art des Berufes dienen. In eleganterer Ausführung können sie daneben für die mannigfachen Beschäftigungen des Arbeiters in den Zwischenzeiten, namentlich an Sonn- und Feiertagen, in Verwendung kommen. Voraussichtlich wird der Invalide eine gewisse Vorliebe für die eine oder die andere, willkürlich bewegliche Kunsthand gewinnen und sie dann auch in den Zeiten der Muße gebrauchen.

Der Gedanke liegt nahe, eine aus den beiden Arten von Greifhänden kombinierte **Breitgreif-Spitzgreifhand** herzustellen. Sie würde mannigfachen Zwecken dienen können und darum besonders praktisch sein.

Zweifellos wird der Techniker eine solche kombinierte **Doppelgreifhand** herstellen können. Fraglich bleibt aber, ob sie durch die lebendigen Kraftquellen genügend bedient werden kann.

Diese Doppelgreifhand erscheint in unserer Vorstellung als das Sinnbild einer Hand für vielartige Griffe, welche wir außerhalb der beruflichen Tätigkeit auszuführen pflegen. Sie darf als eine Allgreifhand mit gutem Recht aufgefaßt werden und, da sie außerberuflich zu verwenden ist, eine **Sonntagshand** heißen. Als solche wäre sie in eleganterer Form herzustellen und als besonderes Modell auswechselbar.

Solange uns eine solche Doppelgreifhand fehlt, müssen wir bei einem **Sonntagsmodell** auf einfachere Formen zurückgreifen. Die Spitzgreifhand wird hierbei wahrscheinlich den Vorzug verdienen.

Viertens. Bei der Breitgreifhand stellt die Handwurzel mit zweitem bis fünften Mittelhandknochen das unbewegliche Handmassiv dar, welches fest mit dem Vorderarme in leichter Volarflexion verbunden wird. Der Daumenballen bildet ein polsterartiges Widerlager gegen die durch den zweiten bis fünften Finger ergriffenen Gegenstände. Der Kleinfingerballen ist gegen den Vorderarm zu ebenfalls als Polster herzustellen.

Zweiter bis fünfter Finger sind gegen das Handmassiv in Scharniergelenken um 90° beweglich.

Die Dreigliedrigkeit ist durch die Natur vorgezeichnet und darf ohne triftige Gründe nicht aufgegeben werden. Der dreigegliederte Finger schmiegt sich dem zu fassenden Gegenstande besser an und vermag bereits in mittlerer Beugestellung mit demselben in innigere Berührung zu gelangen. Runde Gegenstände mit größeren Durchmessern werden durch einen nur zweigeteilten Finger kaum erfaßt werden können.

Bei der Greifbewegung, welche von einer leichten Beugestellung der Finger aus sich vollziehen soll, muß die Grundphalange zuerst, darauf die Mittelphalange und zuletzt das Endglied zur Beugung gelangen. Das kann durch Anbringen verschieden starker Federkräfte an den Streckflächen der drei Gelenke erreicht werden. Sie hätten zugleich für die Rückführung in die Streckstellung zu dienen.

Die Bewegung der drei Fingerglieder gegeneinander sollte sich wieder in Scharniergelenken vollziehen. Die Exkursion betrage auch hier je 90°.

Der Beginn der Beugung könnte aus einer leichten Spreizstellung der Finger geschehen. Bei weiterem Zugreifen müßten dieselben aber aneinander zu liegen kommen.

Die Spreizstellung würde zur notwendigen Folge haben, zweiten bis fünften Finger selbständig darzustellen. Sie würde bei Vereinigung der Finger zu einer gemeinsamen Fingergreifplatte in Wegfall kommen. Vielleicht ist eine solche Vereinfachung oft zweckmäßig. Jedenfalls würde die künstliche Hand durch eine einheitliche Fingergreifplatte sehr vereinfacht werden. Auch dürfte sie an festem Gefüge gewinnen. Aber es muß wohl erwogen werden, ob der große Vorteil natürlich bewegbarer Einzelfinger ohne weiteres geopfert werden dürfe.

Eine gemeinsame Fingerplatte kann sich dem zu umfassenden Gegenstand nicht anschmiegen. Dadurch werden die Sicherheit und Leichtigkeit des Greifaktes ungünstig beeinflußt. Um den Fingern das Anschmiegen an einen erfaßten Gegenstand zu erleichtern, hat Stodola Wagebalken oder Rollen in das Kraftübertragungssystem eingeschaltet. Durch diese Einrichtung ist dafür gesorgt, daß die anfangs gleichartig auf alle Finger wirkende Kraft sofort mit der Feststellung eines einzelnen Fingers durch die Berührung mit dem Gegenstande auch die Zugwirkung auf die anderen Finger, und zwar ausschließlich, übertragen wird, bis auch diese in gleicher Weise und nacheinander auf das Objekt angreifen. Der Schlußakt wird die volle Ausnützung aller Finger sein, wie die natürliche Hand sie erzielt. Der gebotene Vorteil scheint gegenüber der Funktion einer einheitlichen Fingerplatte so groß zu sein, daß die Verzichtleistung auf eine Hand mit freien Fingern nicht zu rechtfertigen ist.

Die Befestigung der Kraftübertrager hat unter allen Umständen an den Endgliedern der Finger zu geschehen. Dadurch werden die durch den tiefen Fingerbeuger dargebotenen Zustände auf die künstliche Hand übertragen. Von diesen Befestigungspunkten aus werden wohl alle drei Gliedstücke der Finger bewegt werden müssen, da die Anheftung der Übertrager an den Mittelphalangen nur dann einen Sinn haben und einen Eigenerfolg aufweisen kann, wenn eine besondere Kraftquelle hierfür aus den oberflächlichen Beugern zur Verfügung stände.

Damit die Beugung der Phalangen trotzdem geordnet nacheinander sich vollzieht, haben die verschieden starken Federapparate an den Streckflächen der drei Gelenke regulierend einzutreten.

Ob die hiermit gestellte Aufgabe sich auch auf andere Weise lösen lasse, wird der Techniker entscheiden müssen.

Fünftens. Bei der Anfertigung einer Spitzgreifhand soll der Daumen nur im Handwurzel-Mittelhand-Gelenk einachsig beweglich sein. Der Mittelhandteil und beide Phalangenstücke des Daumens stellen also einen festen Stab dar, welcher an den Stellen der Gelenke in leichter Beugung sich befinden darf.

In gleicher Weise ist die dem zweiten und dritten Finger entsprechende Platte nur im metakarpo-phalangealen Gelenke einachsig beweglich herzustellen. Diese Zeigefingerplatte selbst sei an Stellen der beiden Gelenke in leichter Beugung gekrümmt.

Rückstellung des Daumens sowie Streckung des zweiten und dritten Fingers werden, abgesehen von einer sie etwa bewirkenden lebendigen Kraftquelle, durch einen leichten Federapparat besorgt. Dieser hat zugleich die Ruhestellung zu sichern, damit aus ihr zu jeder Zeit die willkürliche Bewegung erfolgen kann.

Der unbewegliche Teil, das Handmassiv, wird durch Handwurzel, zweiten bis fünften Mittelhandknochen und die etwa angefügten unbeweglichen vierten und fünften Finger, welche sich in Streckung befinden, gebildet. Es wird dem Vorderarm in leichter Dorsalflexion fest angefügt, wobei der Daumen einwärts, der Handrücken nach außen gerichtet sei. Nötige Greifwendebewegungen werden entweder durch den Vorderarm- oder den Oberarmstumpf ausgeführt.

Da die Spitzgreifhand nur die Annäherung des Daumens und der Zeigefingerplatte bezweckt, so hat der Daumen in der Ausgangsstellung der letzteren gegenüberzustehen; er ist also dem Handmassiv so anzufügen, wie die ruhende herabhängende Hand ihn in der Mittelstellung zeigt. Die Achse seines Scharniergelenkes ziehe parallel derjenigen des Gelenkes für die Zeigefingerplatte.

In der Ruhestellung von Daumen- und Zeigefingerplatte betrage die Entfernung deren Spitzen voneinander etwa 10 cm.

Die Fig. 95 gibt die Ruhestellung und die Formen der Daumen- und Zeigefingerplatte wieder.

Um letztere in die Greifstellung überzuführen, bedarf es für den Daumen einer Winkelbewegung von etwa 30°, für die Zeigefingerplatte einer solchen von etwa 45°, was bei der Herstellung der Scharniergelenke Berücksichtigung findet.

Sechstens. Beim Modell der Doppelgreifhand ist vor allem darauf zu achten, daß beide, durch sie ausgeübten Aktionen sich in keiner Weise gegenseitig behindern. Sie sollen völlig unabhängig voneinander auszuführen sein. Dies erfordert eine zuverlässige, mechanische Ausgestaltung. Sie muß auf die einfachste Weise erreicht werden.

Siebentens. Als Anhaltspunkt für die Bestimmung der Längen von Mittelhandknochen und den einzelnen Fingergliedern kann die von W. Pfitzner (1892) aufgestellte Tabelle mit Durchschnittswerten dienen.

	Daumen	2.,	3.,	4.,	5. Strahl
Mittelhandknochen . .	45,5 mm	65,5 mm	62,8	56,7	52,6
Grundphalange . . .	29,4 ,,	38,8 ,,	43,4	41,0	32,4
Mittel	29,4 ,,	23,5 ,,	28,5	27,2	19,2
End	22,6 ,,	17,7 ,,	18,6	19,1	17,3

Man wird sich an diese Maße nicht streng zu halten brauchen, sie vielleicht größer nehmen, wobei aber das gegenseitige Verhalten nicht gestört werde. Ausschlaggebend für die Wahl der Längenmaße ist die Größe, welche dem Handmassiv gegeben wird, welches durch Daumen- und Kleinfingerballen auch die Längen der Finger beeinflußt.

Berücksichtigung verdient bei der Herstellung der künstlichen Hand die natürliche Stellung des zweiten bis fünften Fingergelenkes zueinander (Artic. metacarpo-phalangealis); man vergleiche Figur 27 (Seite 56).

Fernerhin ist darauf zu achten, daß die Kuppen der gebeugten Finger nicht in eine Linie zu stehen kommen, welche rechtwinklig zur Vorderarmachse sich befindet. Vielmehr müssen die Kuppen des zweiten bis vierten Fingers beim Schließen der Hand, schräg nebeneinander liegend, der Achse des Daumenballens parallel gerichtet sein, wobei die Kuppe des vierten Fingers in die Rinne zwischen Daumen- und Kleinfingerballen sich einpaßt (Fig. 92). Die Kuppe des Zeigefingers steht an der natürlichen Hand dabei in der Höhe des metakarpo-phalangealen Daumengelenkes.

Die Volarflexion, welche der Greifhand gegen den Vorderarm zu geben ist, darf auf 15° bemessen werden. Die Beugung der Fingerglieder gegen die Mittelhand betrage 25°, diejenige zwischen Grund- und Mittelphalangen 15°. Die Endphalangen sollen gegen die Mittelphalangen am leichtesten, etwa im Winkel von 10° gebeugt sein.

Mehrfach wurde schon darauf hingewiesen, daß es bisher nicht gelungen ist, eine unseren Anforderungen entsprechende künstliche Hand

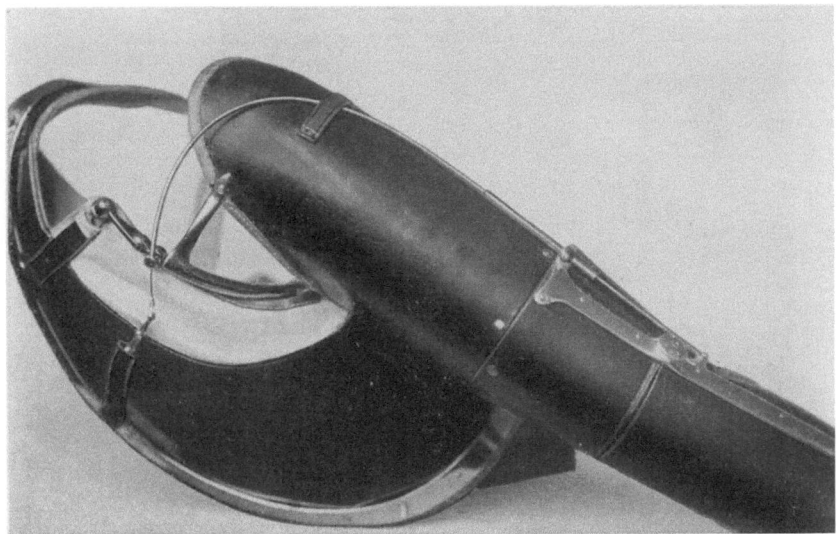

Figur 99.
Künstlicher Ober- und Unterarm mit Schultergürtel. Die bewegliche Verbindung von Arm und Schulter ist zu erkennen, ebenso der Baudenzug vom Schultergürtel zum Unterarm.

herzustellen. In der Hauptsache liegt das an den großen Schwierigkeiten, die der Durchführung dieser Aufgabe bisher entgegenstanden sind. Hinzu kommt, daß die technischen Hilfskräfte durch die Kriegseinberufungen im Heimatsgebiet nur in beschränktem Maße zur Verfügung stehen. Schließlich ist die Zeit zur Durchführung der notwendigen Vorversuche auch zu kurz bemessen gewesen. Immerhin hat die Firma Windler in Berlin nach den Angaben Professor Stodolas ein Modell hergestellt, das wenigstens den ersten praktischen Versuchen mit der willkürlich beweglichen Hand hat dienen können. Trotz der erklärlichen Mängel und Fehler einer ersten Konstruktion ist es möglich gewesen, mit diesem Modell den Beweis zu erbringen, daß die neue Methode durchführbar ist und auch praktische Bedeutung erreichen wird.

Die Konstruktion dieser Hand lehnt sich an bekannte Modelle an. Die Hand selbst besteht aus fünf Fingern und einer massiven Mittelhand. Die Finger sind dreigliedrig und in Gelenken beweglich. Die Kraftübertragung erfolgt durch Draht- oder Sehnenfäden, die am Grund- oder Endglied der Finger ansetzen und nach der Mittelhand zusammenlaufen. Hier greifen sie an einen Wagebalken an, der an seinen beiden Enden je eine Rolle trägt. Durch die Einschaltung dieses Wagebalkens ist es möglich, die Finger unabhängig voneinander zu bewegen. Beim Anziehen des

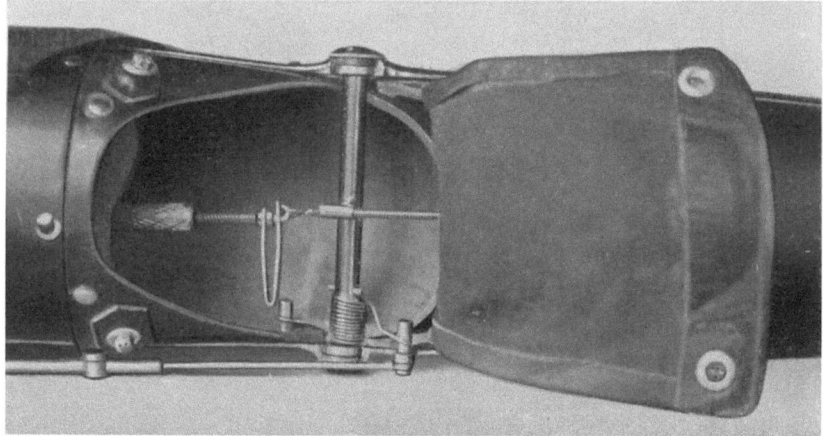

Figur 100.
Kraftübertragungsschnur mit Einstellungsschraube im Innern der Oberarmhülse.

Wagebalkens werden sich die Finger unter gewöhnlichen Verhältnissen gleichsinnig und gleichmäßig in die Hohlhand einschlagen. Sobald aber ein unregelmäßiger Gegenstand von den Fingern umfaßt wird, kann jeder einzelne Finger solange die Schlußbewegung ausführen, bis er auf einen Widerstand stößt. Das ist naturgemäß bei den einzelnen Gegenständen in verschiedenem Maße der Fall. Die Einfügung dieses Wagebalkens ist eine Verbesserung gegenüber den Händen älterer Konstruktionen. Der Daumen ist unbeweglich und steht in leichter Spreizstellung, so daß zwischen ihn und die gestreckten Finger der Gegenstand hineingeschoben werden kann. Für die Betätigung dieser künstlichen Hand ist der Anschluß an eine Prothese notwendig. Ihre Einrichtung und Form entsprechen den Behelfsgliedern, wie sie zu anderen Zwecken auch hergestellt werden.

für die technische Herstellung der künstlichen Hand.

Es empfiehlt sich die Beschreibung der ersten fertiggestellten Prothese, die für einen 13 cm langen Oberarmstumpf bestimmt gewesen ist.

Die Prothese besteht aus drei Teilen, einem Schulterring, der Oberarmhülse und dem künstlichen Unterarm mit der Hand (Fig. 99).

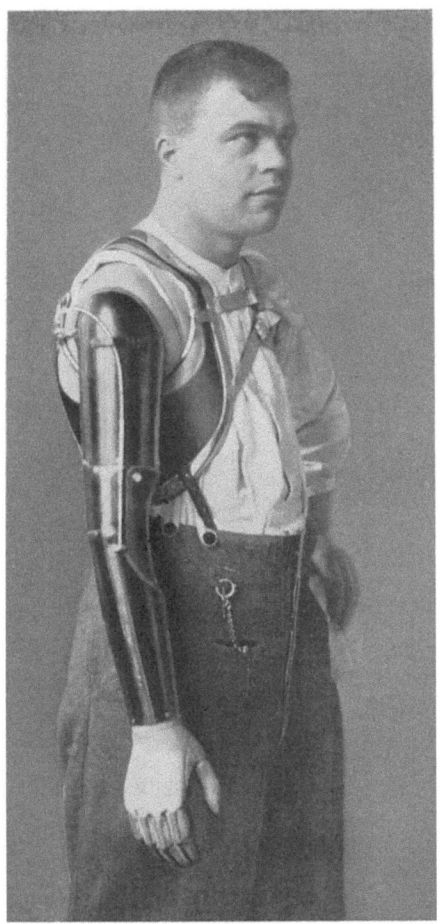

Figur 101.
Der Invalide, dessen Stumpf auf Fig. 88 abgebildet ist, nach Anlage des künstlichen Gliedes.

Der Schultergürtel ist nach Art eines Kummet ringförmig gearbeitet und legt sich anatomisch genau an Schulterblatt, Brust und Schulterhöhe an. Dieser Lederring wird in seiner Lage durch mehrere Gurte, die auf die andere Seite hinüberlaufen, festgehalten. Die Oberarmhülse besteht aus gewalktem Leder, das der Form des Stumpfes genau angepaßt ist. Auf der lateralen und medialen Seite dieser Hülse verläuft je ein Metallbügel, der, in einem Scharniergelenk beweglich, den Unterarm trägt.

Der Unterarm besteht ebenfalls aus Leder und ist, wie die Oberarmhülse, hohl. Am Vorderarm des künstlichen Unterarmes ist die

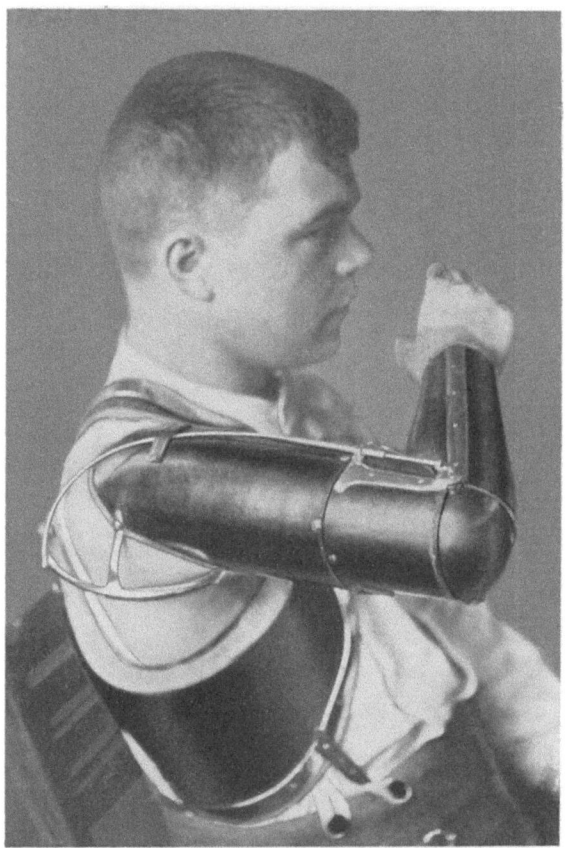

Figur 102.
Der künstliche Arm in Beugestellung mit gestreckten Fingern.

Hand mit einem Fortsatz eingelassen und steht in mittlerer Greifstellung.

Die Oberarmhülse ist durch einen Hebel, der in einem Gelenk endet, beweglich mit dem Schultergürtel verbunden. Es ist auf diese Weise möglich, daß der Stumpf im Schultergelenk seine normalen Bewegungen der Prothese mitteilt.

Von dem hinteren Teil des Schultergürtels läuft über der Außenseite der Oberarmhülse an das obere Drittel des Unterarmes ein sogenannter Baudenzug. Durch ihn kann eine Kraft von dem Schultergürtel auf den Unterarm übertragen werden. Eine solche Wirkung entsteht, wenn der Oberarmstumpf in Abduktionsstellung gehoben wird. Die Folge dieser Anordnung ist, daß bei dieser Bewegung eine Verkürzung des Drahtzuges eintritt, und der Unterarm in Beugestellung sich einstellen muß. Diese Beugebewegung des Unterarmes kann man in ebenso einfacher Weise durch Heben der Schulter ohne Abduktions-

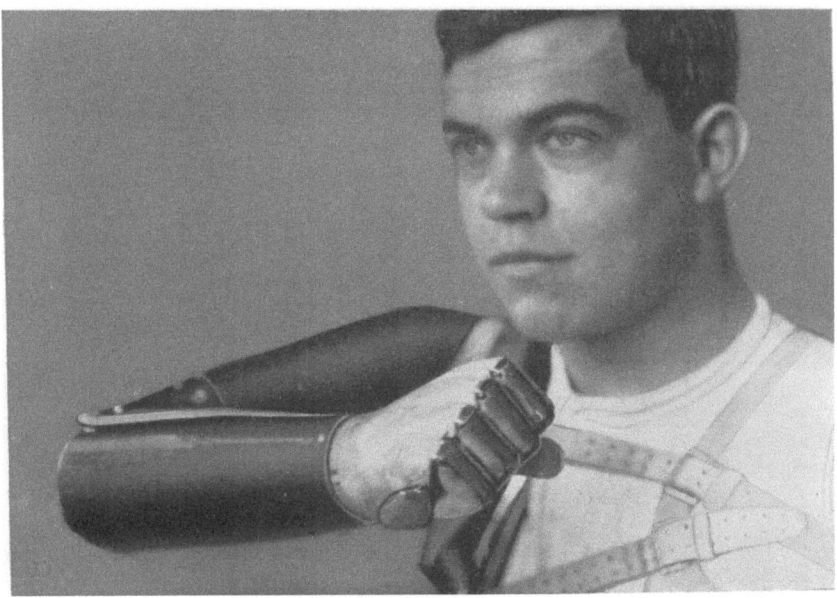

Figur 103.
Schluß der Finger bei gebeugtem Unterarm.

bewegung des Stumpfes erreichen oder auch durch ein Erheben des Stumpfes nach vorn.

Von dem mit dem Kraftbügel armierten Muskelwulst geht durch das Innere der ganzen Prothese eine Schnur oder ein Draht zu der künstlichen Hand. Die Schnur läuft auf Rollen und trägt an ihrem oberen Ende eine Einstellungsfeder, die eine Verkürzung oder Verlängerung derselben ermöglicht (Fig. 100). Auf diese Weise kann man der Übertragungsschnur die richtige Spannung geben, so daß schon die kleinste Verkürzung des Muskelwulstes sich vollwertig auf die Maschine der Hand überträgt. Jeder Zug des Kraftwulstes wird eine Beugebewegung der Finger der künstlichen Hand zur Folge haben. Eine kräftige Verkürzung derselben führt zum Handschluß. Werden Gegenstände umfaßt, so können sie gehalten und gehoben werden. In Verbindung mit der Beugung des Unterarmes läßt sich auf diese Weise eine Bewegung ausführen, die den am meisten vorkommenden Leistungen des lebenden Armes und der lebenden Hand entspricht.

Für die Bewertung dieses künstlichen Armes ist besonders wichtig, daß in jeder Stellung des Unterarmes die Finger aktiv mit Kraft geschlossen werden können.

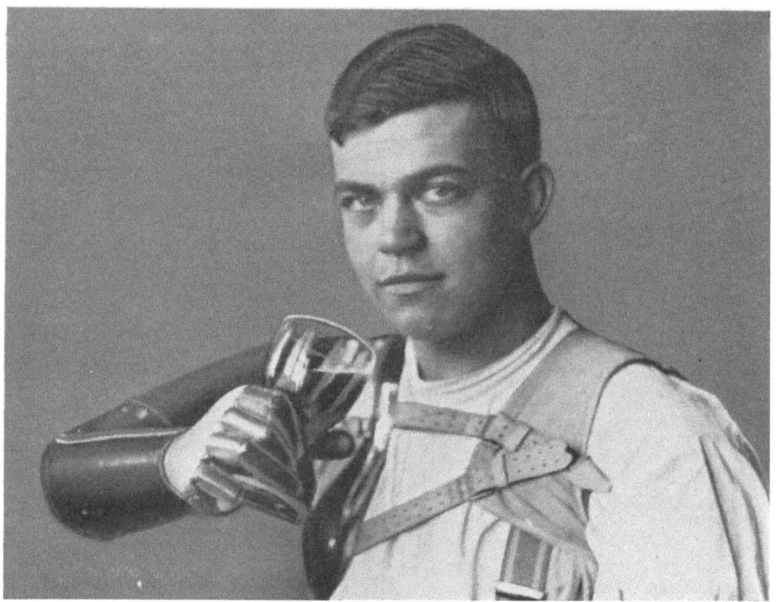

Figur 104.
Erfassen und Halten eines Weinglases.

Insbesondere kann der Faustschluß auch bei erhobenem Stumpf und gebeugtem Unterarm mit Nachdruck erfolgen.

Der Invalide, der mit dieser beschriebenen Prothese ausgerüstet ist, kann leichtere Gegenstände mit Kraft erfassen und halten (Fig. 101 bis 104). Auch ist er in der Lage, schwerere Gegenstände aufzunehmen und fortzutragen.

Es hat sich gezeigt, daß eine vollwertige Benutzung der Prothese großer Übung bedarf. Die Invaliden müssen die Ausnützung ihrer Hilfskräfte erst lernen, genau so, wie das bei allen anderen Behelfsgliedern der Fall ist. Vor allen Dingen ist anzustreben, die Faßbewegungen mit der künstlichen Hand in richtiger Stellung und Haltung des Armes auszuführen. Im Anfang schließen sie die Hand zu früh oder zu spät, so daß ihre Greifbewegungen unsicher und unzweckmäßig werden. Sehr viel hängt von der Geschicklichkeit des einzelnen ab. Im Anfang wird man mit sehr einfachen Bewegungen beginnen und erst in späterer Zeit zusammengesetzte folgen lassen. Aus den Abbildungen geht die Funktion der künstlichen Hand deutlich hervor. Insbesondere zeigt Abbildung 104 wie der Invalide ein gefülltes Weinglas erfaßt und zum Munde führt.

Es liegt auf der Hand, daß auch die Aufgabe des Bandagisten sich den neuen Forderungen anpassen muß. Die Prothesen müssen für eine erfolgreiche Kraftübertragung eingerichtet sein und für die Betätigung der künstlichen Hand die besten Bedingungen bieten. Nach unseren Erfahrungen ist es am besten, wenn die Herstellung der künstlichen Hand von der Konstruktion der Bandagen getrennt wird. Der Techniker wird für die erste Aufgabe geeigneter sein, der erfahrene Bandagist die zweite Forderung leichter erfüllen. Beide müssen aber in Verbindung stehen, und der eine seine Arbeit nach der des anderen einrichten. Auch über das Ausnutzen anderer, von dem Chirurgen gebildeten Hilfskräfte, muß ebenfalls gemeinsam beraten werden.

Über alle schwebenden Fragen soll und kann hier nur in großen Umrissen berichtet werden, weil unsere praktischen Erfahrungen noch sehr lückenhaft sind. Nur mag darauf hingewiesen werden, daß die Herstellung künstlicher Hände nach gründlichen Vorstudien erfahrener Ingenieure von der Firma Siemens-Schuckert unter Leitung des Direktors der Dynamowerke, Professor Reichel, mit großem Eifer betrieben wird.

Nach der Drucklegung dieses Buches hat unsere Arbeit eine wesentliche Förderung erfahren. Der Landesausschuß für Kriegsinvalidenfürsorge in Baden hat die Einrichtung einer Werkstatt in Singen beschlossen. Außerdem wurde uns ein brauchbares Handmodell geliefert, das einen erheblichen Fortschritt gegenüber allen bisherigen Konstruktionen darstellt.

Eine eingehende Besprechung der Leistungen dieser künstlichen Hand muß einer späteren Zeit vorbehalten bleiben.

Verlag von Julius Springer in Berlin.

Demnächst erscheint:
Die physiologische Sehnenverpflanzung
Von **Prof. Dr. K. Biesalski** und **Dr. L. Mayer**
Direktor und leitender Arzt   wissenschaftlicher Assistent
am Oscar Helene-Heim für Heilung und Erziehung gebrechlicher Kinder in Berlin-Zehlendorf
Mit 272 zum großen Teil farbigen Abbildungen
Preis ca. M. 26.—; in Leinwand gebunden ca. M. 28.—

Demnächst erscheint:
Postoperative Psychosen
Von **Prof. Dr. K. Kleist**
Oberarzt der psychiatrischen Klinik in Erlangen
Preis ca. M. 2.—
(Heft 11 der „Monographien aus dem Gesamtgebiete der Neurologie und Psychiatrie",
herausgegeben von M. Lewandowsky-Berlin und K. Wilmanns-Heidelberg)

Demnächst erscheint:
Der Schädelschuß
Kriegschirurgische Skizze
Von **Dr. Hermann Simon**
Assistenzarzt der chirurgischen Abteilung des Allerheiligenhospitals Breslau
zurzeit Stabsarzt in einem Feldlazarett
Mit 15 Textabbildungen
Preis ca. M. 4.80

Topographische Anatomie dringlicher Operationen
Von **J. Tandler**
o. ö. Professor der Anatomie an der Universität Wien
Mit 56 zum großen Teil farbigen Figuren
1916. In Leinwand gebunden Preis M. 7.60

Treves-Keith, Chirurgische Anatomie
Nach der sechsten englischen Ausgabe übersetzt von
Dr. A. Mülberger
Mit einem Vorwort von Geh. Med.-Rat **Professor Dr. E. Payr**
Direktor der Kgl. chirurgischen Universitäts-Klinik zu Leipzig
und mit 152 Textabbildungen von
Dr. O. Kleinschmidt und **Dr. C. Hörhammer**
Assistenten an der Kgl. chirurgischen Universitäts-Klinik zu Leipzig
1914. In Leinwand gebunden Preis M. 12.—

Technik der Thoraxchirurgie
Von **Dr. F. Sauerbruch** und **Dr. E. D. Schumacher**
o. ö. Professor, Direktor der chirurg.   Privatdozent, I. Assistent an der chirurg.
Universitätsklinik Zürich   Universitätsklinik Zürich
Mit 55 Textfiguren und 18 mehrfarb. Tafeln. 1911. In Leinwand geb. Preis M. 24.—

Zur Klinik u. Anatomie der Nervenschußverletzungen
Von **Prof. Dr. W. Spielmeyer**
Vorstand des anatomischen Laboratoriums der psychiatrischen Klinik, z. Zt. ordinier. Arzt
der Nervenstation am Reservelazarett L in München
Mit 18 Textfiguren und 3 mehrfarbigen Tafeln. 1915. Preis M. 3.60

Zu beziehen durch jede Buchhandlung.

Verlag von Julius Springer in Berlin.

Beiträge zur Kriegsheilkunde

Aus den Hilfsunternehmungen der deutschen Vereine vom Roten Kreuz während des italienisch-türkischen Krieges 1912 und des Balkankrieges 1912—13

Herausgegeben vom

Zentralkomitee der deutschen Vereine vom Roten Kreuz

Mit 607 Abbildungen. 1914. Preis M. 40.—; in Leinwand geb. M. 42.60

Die Nachbehandlung nach chirurgischen Eingriffen

Ein kurzer Leitfaden

Von **Dr. M. Behrend**

Chefarzt des Kreiskrankenhauses Frauendorf bei Stettin

Mit 4 Textabbildungen. 1914. Preis M. 2.80; in Leinwand gebunden M. 3.40

Die chirurgischen Indikationen in der Nervenheilkunde

Ein kurzer Wegweiser für Nervenärzte und Chirurgen

Von **Dr. Siegmund Auerbach**

Vorstand der Poliklinik für Nervenkranke in Frankfurt a. M.

Mit 20 Textabbildungen

1914. Preis M. 6.40; in Leinwand gebunden M. 7.—

Neurologische Schemata für die ärztliche Praxis

Von **Edward Flatau**

Textband, mit 10 Abbildungen, in Leinwand gebunden und Formulare in Mappe

1914. Preis zusammen M. 4.80

Daraus einzeln:

Ersatzblock: **Hautgebiete peripherischer Nerven** . . . Preis M. —.80
Ersatzblock: **Sensibles Rückenmarksegmentschema** . . Preis M. —.80
Ersatzblock: **Elektrische Reizpunkte** . . . . Preis M. —.80

Lehrbuch der Muskel- und Gelenkmechanik

Von **Dr. H. Strasser**

o. ö. Professor der Anatomie und Direktor des anatomischen Instituts der Universität Bern

I. Band: Allgemeiner Teil. Mit 100 Textfiguren. 1908. Preis M. 7.—
II. Band: Spezieller Teil: Erste Hälfte. Mit 231 z. T. farbigen Textfiguren. 1913. Preis M. 28.—

Demnächst erscheint:

III. Band: Spezieller Teil: Zweite Hälfte. A. Untere Extremität. Mit 170 Textfiguren. Unter der Presse.

Zu beziehen durch jede Buchhandlung.

Verlag von Julius Springer in Berlin.

Demnächst erscheint:
Die physiologische Sehnenverpflanzung
Von **Prof. Dr. K. Biesalski** und **Dr. L. Mayer**
Direktor und leitender Arzt — wissenschaftlicher Assistent
am Oscar Helene-Heim für Heilung und Erziehung gebrechlicher Kinder in Berlin-Zehlendorf
Mit 272 zum großen Teil farbigen Abbildungen
Preis ca. M. 26.—; in Leinwand gebunden ca. M. 28.—

Demnächst erscheint:
Postoperative Psychosen
Von **Prof. Dr. K. Kleist**
Oberarzt der psychiatrischen Klinik in Erlangen
Preis ca. M. 2.—
(Heft 11 der „Monographien aus dem Gesamtgebiete der Neurologie und Psychiatrie",
herausgegeben von M. Lewandowsky-Berlin und K. Wilmanns-Heidelberg)

Demnächst erscheint:
Der Schädelschuß
Kriegschirurgische Skizze
Von **Dr. Hermann Simon**
Assistenzarzt der chirurgischen Abteilung des Allerheiligenhospitals Breslau
zurzeit Stabsarzt in einem Feldlazarett
Mit 15 Textabbildungen
Preis ca. M. 4.80

Topographische Anatomie dringlicher Operationen
Von **J. Tandler**
o. ö. Professor der Anatomie an der Universität Wien
Mit 56 zum großen Teil farbigen Figuren
1916. In Leinwand gebunden Preis M. 7.60

Treves-Keith, Chirurgische Anatomie
Nach der sechsten englischen Ausgabe übersetzt von
Dr. A. Mülberger
Mit einem Vorwort von Geh. Med.-Rat Professor **Dr. E. Payr**
Direktor der Kgl. chirurgischen Universitäts-Klinik zu Leipzig
und mit 152 Textabbildungen von
Dr. O. Kleinschmidt und **Dr. C. Hörhammer**
Assistenten an der Kgl. chirurgischen Universitäts-Klinik zu Leipzig
1914. In Leinwand gebunden Preis M. 12.—

Technik der Thoraxchirurgie
Von **Dr. F. Sauerbruch** und **Dr. E. D. Schumacher**
o. ö. Professor, Direktor der chirurg. — Privatdozent, I. Assistent an der chirurg.
Universitätsklinik Zürich — Universitätsklinik Zürich
Mit 55 Textfiguren und 18 mehrfarb. Tafeln. 1911. In Leinwand geb. Preis M. 24.—

Zur Klinik u. Anatomie der Nervenschußverletzungen
Von **Prof. Dr. W. Spielmeyer**
Vorstand des anatomischen Laboratoriums der psychiatrischen Klinik, z. Zt. ordinier. Arzt
der Nervenstation am Reservelazarett L in München
Mit 18 Textfiguren und 3 mehrfarbigen Tafeln. 1915. Preis M. 3.60

Zu beziehen durch jede Buchhandlung.

Verlag von Julius Springer in Berlin.

Beiträge zur Kriegsheilkunde
Aus den Hilfsunternehmungen der deutschen Vereine vom Roten Kreuz während des italienisch-türkischen Krieges 1912 und des Balkankrieges 1912—13
Herausgegeben vom
Zentralkomitee der deutschen Vereine vom Roten Kreuz
Mit 607 Abbildungen. 1914. Preis M. 40.—; in Leinwand geb. M. 42.60

Die Nachbehandlung nach chirurgischen Eingriffen
Ein kurzer Leitfaden
Von **Dr. M. Behrend**
Chefarzt des Kreiskrankenhauses Frauendorf bei Stettin
Mit 4 Textabbildungen. 1914. Preis M. 2.80; in Leinwand gebunden M. 3.40

Die chirurgischen Indikationen in der Nervenheilkunde
Ein kurzer Wegweiser für Nervenärzte und Chirurgen
Von **Dr. Siegmund Auerbach**
Vorstand der Poliklinik für Nervenkranke in Frankfurt a. M.
Mit 20 Textabbildungen
1914. Preis M. 6.40; in Leinwand gebunden M. 7.—

Neurologische Schemata für die ärztliche Praxis
Von **Edward Flatau**
Textband, mit 10 Abbildungen, in Leinwand gebunden und Formulare in Mappe
1914. Preis zusammen M. 4.80
Daraus einzeln:
Ersatzblock: **Hautgebiete peripherischer Nerven** . . . Preis M. —.80
Ersatzblock: **Sensibles Rückenmarkssegmentschema** . . Preis M. —.80
Ersatzblock: **Elektrische Reizpunkte** . . . . Preis M. —.80

Lehrbuch der Muskel- und Gelenkmechanik
Von **Dr. H. Strasser**
o. ö. Professor der Anatomie und Direktor des anatomischen Instituts der Universität Bern
I. Band: Allgemeiner Teil. Mit 100 Textfiguren. 1908.   Preis M. 7.—
II. Band: Spezieller Teil: Erste Hälfte. Mit 231 z. T. farbigen Textfiguren. 1913.   Preis M. 28.—
Demnächst erscheint:
III. Band: Spezieller Teil: Zweite Hälfte. A. Untere Extremität. Mit 170 Textfiguren. Unter der Presse.

Zu beziehen durch jede Buchhandlung.

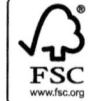

MIX
Papier aus verantwortungsvollen Quellen
Paper from responsible sources
FSC® C105338

If you have any concerns about our products,
you can contact us on
ProductSafety@springernature.com

In case Publisher is established outside the EU,
the EU authorized representative is:
**Springer Nature Customer Service Center GmbH
Europaplatz 3, 69115 Heidelberg, Germany**

Printed by Libri Plureos GmbH
in Hamburg, Germany